肩凝り・頭痛・
不眠・産後の
イライラが
改善！

ストレス・心の悩みがスーッと軽くなるセルフケア

眞弓 愛 Mayumi Ai

現代書林

はじめに

本書は、「ちょっとした心身の不調」に悩んでいる方に、その不調をご自分で癒やせる簡単な方法（＝セルフケア）を紹介していきます。

「ちょっとした心身の不調」というのは、病院に行くのは大げさな気がするために我慢してしまうけれど、やっぱり日常生活でつらさが抜けない、というような状態です。身体《からだ》の不調であれば、肩凝り、目の疲れ、頭痛、疲労、不眠、冷え性などです。

〝気持ち〟が不調という方もいるでしょう。ちょっとのことで泣けてきたり、家族と会話をしたくなくなったりして、「私、どこかヘン？」と思うような状態であれば、それは「うつ」かもしれません。身体と気持ちの両方の不調を抱えている方もいらっしゃるでしょう。

「ちょっとした心身の不調」を軽く考えてはいけません。放置しておくと、重い心身の病気になったり、症状が慢性化してつらさを抱え続けたりすることになるからです。

ちょっとした心身の不調は、セルフケアによって、つまり自分自身で、ある程度は改善できます。肩や首の凝り、全身の軽い疲れなどは、セルフケアで解消していきましょう。

また、気持ちの落ち込みが激しい場合には、病院へ行って「うつ」という診断を受けたほうが、一人で悩んでいるよりも楽になるものですが、「うつ」だと自覚したうえで、それを少しでも軽くする方法をこの本から模索していただくこともできると思います。

このような不調は、身体の使い方や姿勢とも関係していますが、実は〝ストレス〟とも大きく関係しています。ストレスが心の不調を引き起こすことはご存じだと思いますが、実は心に限らず、身体にも深刻な影響を及ぼすのです。ストレスを溜め込む原因の一つに、「どうせ私なんか」と自分を卑下する癖がある場合があります。〝セルフイメージ〟が低いということですが、実はそのセルフイメージの低さが不調の原因となっているのです。本書では、そんなセルフイメージを高くするための方法も紹介していきます。

実は私自身も、かつてはうつ病を患いました。それに伴って、自律神経失調症も発症しました。うつが治っても、アレルギーやひどい凝りに悩まされました。心の不調も身体の不調も経験しましたが、ヨガや本書でご紹介するセルフケアで改善することができました。

悩みながらも、自分の身体の声に耳を傾け、試行錯誤し、良いと思った方法を絞り込んで、誰にでもできる方法を厳選したのが、本書でご紹介する「I《アイ》のセルフケア」です。これは、「自分（I《アイ》）を大事にすること」と、私の名前の「愛」をかけて命名しました。

「Iのセルフケア」は医学的な「治療」ではありませんが、効果のある方は少なくないはずです。今、私は東海地方でサロンを開いて、美容や心身の不調に悩む方へのトータルケアをしています。また、産前産後の女性のケアにも携わっています。さまざまな施術をする仕事柄、今でも身体のあちこちが凝ります。それでも、自分で自分を癒やす方法を模索し、会得してきました。それを、ぜひ、同じように悩んでいる方に知ってほしいのです。

〔Iのセルフケア〕のポイントは、〈深呼吸〉〈セルフマッサージ〉〈自己暗示〉の3点ですが、これらを〈音楽〉を聴きながらおこなうことで、その効果をより高めることができます。本書には特典として、私がお勧めするリラックス効果の高い、聴くだけで細胞の修復をしてくれるという話題の音楽CDを付けていますので、ぜひ活用してください。

また、Iのセルフケアを確立するうえでお世話になった、講演活動をされている木村《きむら》悠方子《まさこ》さんとの対談も収録しました。悠方子さんは「ことのは語り」として知られる、とても素敵な女性です。彼女の言葉からも、多くの気づきを得ていただけると思います。

本書が読者の皆様のストレスの解消や、不調からの改善の手助けに少しでもなれば、これほど嬉しいことはありません。

2019年2月

眞弓 愛

目次

第3章　セルフケアの実践

付章　特別対談　木村悠方子さんと

知っておきたい筋肉

第1章

ストレスで心身が疲れてしまったら

現代社会はストレスフルです

●身体と心は切り離せない

「身体」と「心」は切り離せないもの、お互いに影響し合う存在です。それは、どちらの働きも「脳」と関係しているからでしょう。私たちの身体活動をつかさどっているのは脳であり、心の動きを制御しているのも同じ脳なのです。

身体がダメージを受ければ心にもそれが響き、心がダメージを受ければ身体にも響きます。ダメージが小さければ影響が及ぶ前に解消されますが、ダメージが大きかったり、あるいは長く継続したりすると、知らず知らずのうちに悪影響があります。

ところで、身体のダメージには病気やケガなどいろいろな種類がありますが、心のダメージは「ストレス」という言葉で代表できるでしょう。つまり、心に抱えたストレスこそが、心の不調を、ひいては身体の不調をも引き起こすキーワードなのです。

現代社会では性別・年齢・職業に関係なく、皆ストレスを抱えて生きています。すべてが高速化し、ＩＴ技術の進歩で便利になった反面、急激な変化に人間がついていけなくなり、ストレスの要因が増しているからだと考えられます。インターネットやSNS（ソーシャル・ネットワーキング・サービス）の普及によって、人々のつながり方が大きく変化したことも関係しているでしょう。

ストレスがすべて悪いわけではありません。状況によっては、適度なストレスがあることで問題を打開しようというエネルギーが湧き、成長につながるからです。けれども、すべての人がストレスを良い方向に利用できるわけではありません。また、上手に利用できていた人が、ある日を境にストレスに勝てなくなり、身体に不調をきたすことがあります。心と身体は切り離せないのですから、当然のことと言えるでしょう。

●なぜ、ストレスで心身が不調になるのか

そのメカニズムを、もう少し詳しく見ていきましょう。

心に受けた過度のストレスは、脳の機能に障害をもたらします。人間の思考や感覚は、脳の中に150億個もある神経細胞（ニューロン）の働きによって生まれるそうですが、ニューロンのネットワークの間で信号を行き来させているのは、ドーパミン、アドレナリン、セロトニン、ノルアドレナリンなど、幾つもの「神経伝達物質」です。

この神経伝達物質を減らす原因の一つが、ストレスだと言われています。極度のストレ

ストレスを受けた脳内の悪循環

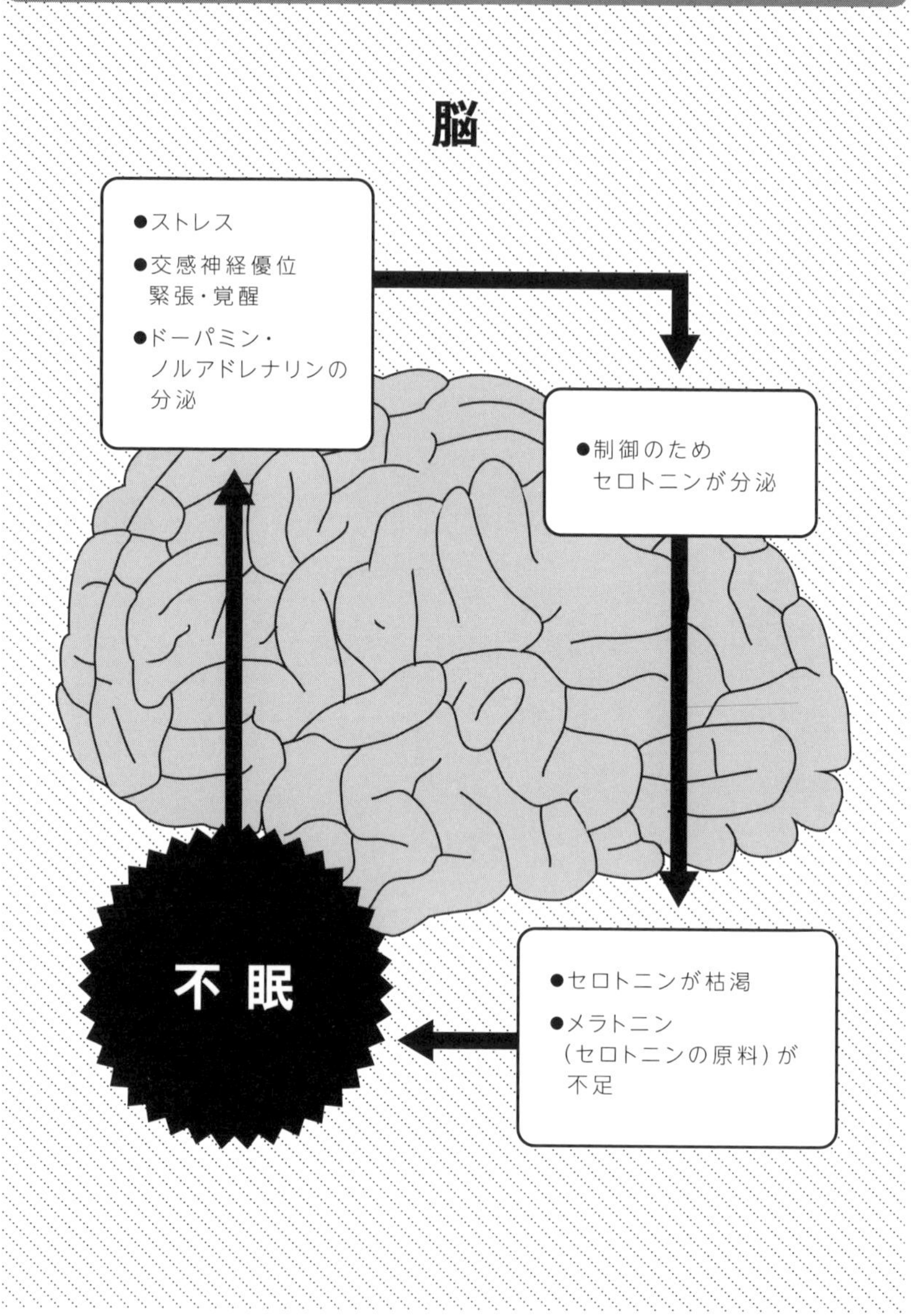

スにさらされる状況が続くと、脳内の神経伝達物質が減少して脳の働きが悪くなり、思考や感覚はもちろん、脳からの命令を受けて動く筋肉や内臓にまで異常をきたすのです。

その代表的な症状が精神疾患のうつ病です。うつの症状は「落ち込む」だけではすみません。思考力が低下し、悲観的になり、自己嫌悪に陥るなどの精神症状が現れ、さらに肩凝りや頭痛、倦怠感などの身体症状も現れます。本や新聞を読まなくなり、テレビを観ても楽しめず、規則正しい生活ができず、人づき合いも悪くなるため、社会性も低下します。重いうつ病になってしまうと、心も身体もエネルギーを失い、日常生活に支障をきたしてしまうので、本格的な薬物治療が必要になってしまいます。

◉過度なストレスは生命《いのち》に関わる

心のストレスが身体の不調を引き起こす簡単なメカニズムはご理解いただけたと思います。特に責任感が人一倍強い人、完璧主義の人、きまじめすぎる人などは、無意識のうちに自分を追いつめやすく、実際に受けたストレス以上にストレスを増幅させてしまう傾向があります。

ストレスによって引き起こされる身体の不調には、ほかに動悸、生理不順、目のかすみ、腰痛や関節痛などがあります。他にもいろいろありますが、代表的なのは「睡眠障害」かもしれません。寝つけない、熟睡できない、夜中に何度も目覚める、などの症状で悩んでいる方は少なくないでしょう。でも、実はもっと深刻な問題があります。

「キラーストレス」という言葉があります。訳せば「殺人ストレス」です。なんと、ストレスは心身を不調にするばかりか、実際に生命を奪う可能性さえあることが、脳科学や分子生理学などの研究によってわかってきました。ストレス反応が暴走し、脳細胞や血管を破壊して、人を死に追い込むのですから、ストレスの危険を軽んじてはいけません。

●ストレスで「頭部の凝り」や「歯の噛みしめ」が起こる

精神的なストレスは、頭部に溜まっていくと言われます。どうしてでしょうか。

脳は情報を感知すると、脳にある大脳辺縁系が「快」と「不快」を判別します。そして、喜・怒・哀・楽・愛・憎などの感情として認知します。過度なストレスを受けた場合、最初に苦しみなどの感情が起こり、それは顔の表情にも現れます。すると表情筋や頭の筋肉が凝り固まっていきます。あるいは、怒りの感情を抱くと、眉間に力が入り、奥歯を噛みしめることで、咀嚼《そしゃく》筋である側頭筋が緊張して収縮し、凝りになっていきます。

また、精神的なストレスを受け、寝ている間に歯をギューッと噛みしめていることがあります。朝起きてみると、歯や歯茎が痛かったり、頭痛がしたりします。ストレスで現れる典型的な症状の一つが、噛みしめなのです。

凝った筋肉は、その凝りを深いところに溜め込みます。これが、肩凝りや首凝りです。

言い換えれば、顔を含めた頭部の筋肉の凝りは、ネガティブな感情の記憶でもあるということです。肩凝りや首凝りは姿勢などに起因する場合ももちろんあるのですが、それだけではなく、「ネガティブな感情」や「抑圧」などに耐えた結果である場合も多いのです。

逆に言えば、頭をほぐすことで、疲れた脳や心を癒やす効き目が期待できます。

自分のストレス度を知りましょう

このように、ストレスは心身の不調ばかりか生命にまで大きく関わるのですから、ご自身のストレス度について把握していただくことも大事だと思います。

厚生労働省が、中規模以上（労働者が50人以上）の事業所には労働者全員の「ストレスチェック」を義務づけているので、そういう職場で働いている方は、ご自分のストレス状態を知ることができるはずです。

けれども、そういう環境にない方は、次ページのストレスチェックリストにご自身の状態を書き入れてみましょう。ストレスによって起こる身体の症状や、心の状態の表です。もちろん、数が多ければ多いほど危険信号です。

チェックを終えたあと、本書特典のCDを聴きながら、後述するセルフケアを続けて実践してみてください。しばらく経ってからこの表を見直して、改善したかどうか（チェックした数が減ったか）を判断してください。数か月かやっても改善しないようであれば、心療内科などの医療機関を受診したほうがいいでしょう。

チェック項目	当てはまる	時々ある	ない
よく風邪をひくし、治りにくい			
頭痛が起こる			
肩が凝りやすい			
背中や腰が痛くなることがよくある			
後頭部がつまった感じで頭がスッキリしない			
能率が悪くなり、判断がつきにくい			
手足が冷たいことが多い			
手のひらや、脇の下に汗が出ることが多い			
手が震える			
体がほてる			
急に息苦しくなることがある			
動悸を打つことがある			
目がよく疲れる			
めまい、立ちくらみがある			
耳鳴りがすることがある			

音に敏感			
好きなものもあまり食べる気がしない			
食事をしても味がしない			
いつも食べ物が胃にもたれる気がする			
吐き気がする			
胃が痛い			
腹がはったり、下痢をしたりする			
口がかわいたり、口の中がねばねばしたりする			
この頃体重が減った			
何かするとすぐ疲れる			
寝付きが悪い			
夜中目がさめやすい			
夢を見ることが多い			
疲れが残り、朝気持ちよく起きられない			
いつも眠い			
仕事をする気が起こらない			

いつも仕事に追われている感じがある			
日曜日はぐったりしている			
家庭でもゆっくりくつろげない			
人と会うのがおっくうとなった			
人と会うとイライラしたり、腹が立ったりしやすい			
妻（夫）や家族にあたることが多い			
身だしなみを整えることが面倒になった			
自分が弱くなった感じ			
気持ちが晴れない			

出典：株式会社ジャパンＥＡＰシステムズ「ストレス度チェック（不知火式）」

心身の不調はどこから来るのでしょうか

心身の不調と〝血流〟の関係

心身の不調のほとんどは、〝血流〟や〝自律神経〟と関係しています（自律神経については後述します）。ですから、心身の不調を改善させるには、「血流を滞らせている要因を取り除くこと」「自律神経のバランスを整えること」が大切になってきます。

では、なぜ血流、つまり血液の流れが心身の不調と関係するのでしょうか。

私たちの身体を構成する細胞がきちんと活動するには、酸素と栄養が必要です。体内で酸素と栄養を運ぶのは血液ですから、血流が悪くなると、酸素や栄養が体内のすみずみまで行き渡らなくなります。

血流を滞らせる要因は、幾つもあります。高血圧、高血糖、脂質異常症（高コレステロール）などの生活習慣病も大きな要因ですが、それだけではありません。身体の凝りも要素の一つです。

●血流と〝凝り〟の関係

私たちの体内の骨は、「筋肉」によって動かされています。つまり、手を振るのも足を上げるのも、すべて筋肉の働きによります。

そして、その筋肉の内部には、毛細血管がすみずみまで通っています。その毛細血管は、細胞に酸素と栄養を届ける一方で、筋肉の活動によって発生した代謝物や老廃物を回収しています。

つまり、筋肉と血流とは密接に関わっているわけです。よく動く筋肉は、ポンプのように毛細血管に作用して、血液を流します。血液は酸素や栄養を筋肉に届け、代謝物や老廃物を回収し、筋肉を健康に保ちます。

ところが、肩や首の筋肉が何らかの原因で固まってしまうと、毛細血管が圧迫されて血流が悪くなり、代謝物が筋肉の内部に溜まってしまいます。そうなると、細胞に酸素や栄養が行き渡らず、代謝物や老廃物が溜まる一方という状態になります。

つまり、肩凝りや首凝りなどの症状を引き起こしているのは、血流の悪化です。逆から考えれば、血流を良くすれば、凝りの症状は改善します。

良い筋肉・凝った筋肉

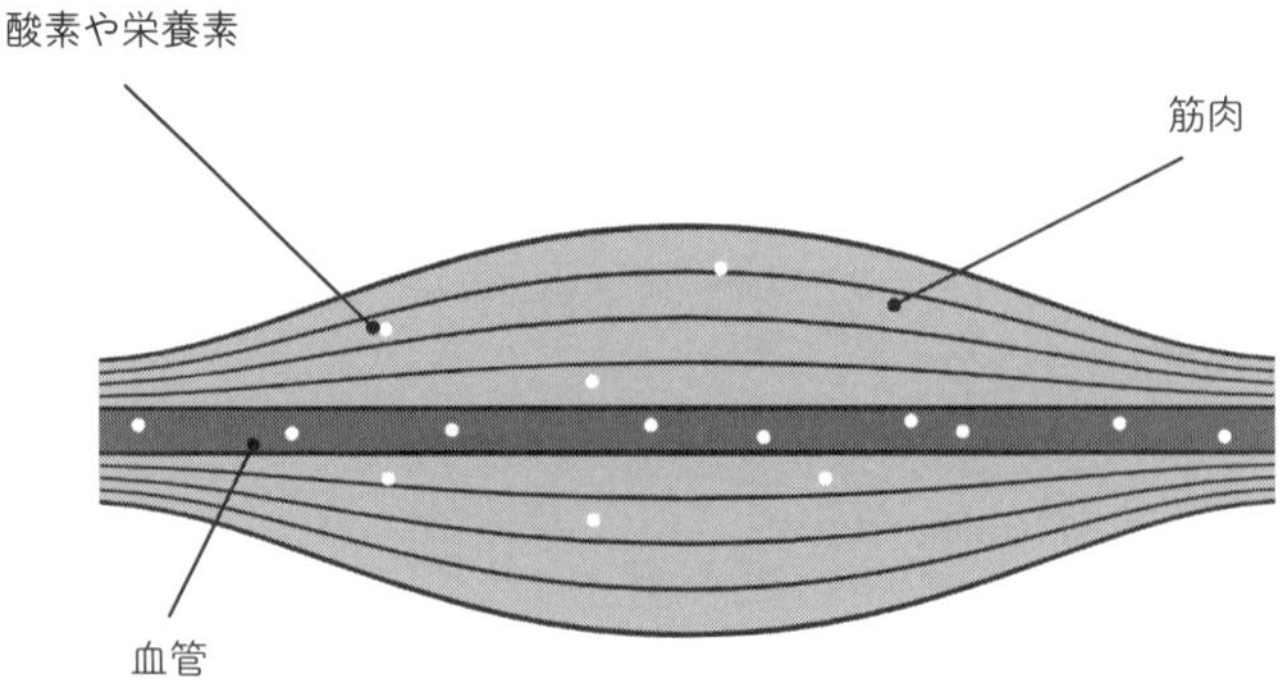

良い筋肉

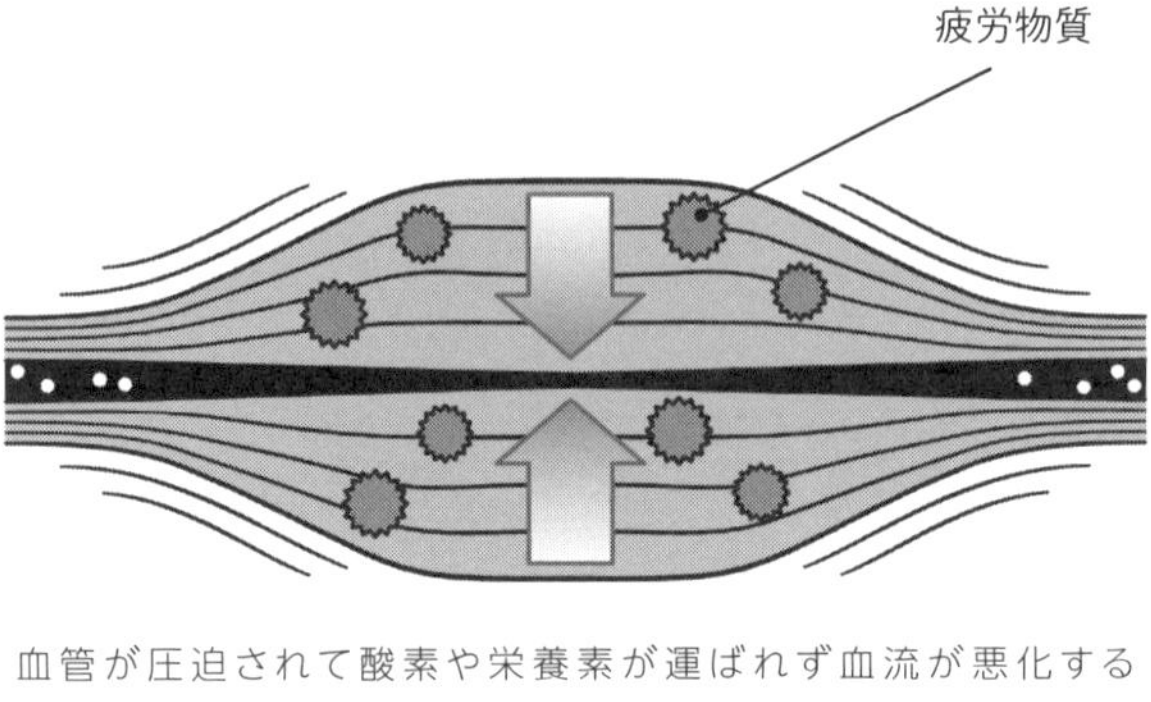

血管が圧迫されて酸素や栄養素が運ばれず血流が悪化する

凝った筋肉

●心身の不調と〝自律神経〟の関係

自律神経とは、私たちの体内で24時間働き続けて、循環器や消化器、呼吸器などの活動を調整する大切な神経です。具体的に言えば、心臓の拍動、血圧の調節、内臓の運動、涙や唾液の分泌など、私たちが意識しない身体の反応をつかさどっています。

自律神経には、「交感神経」と「副交感神経」の2種類があります。交感神経は血管を収縮させて心拍数や血圧を上げ、副交感神経は血管を拡張させて心拍数や血圧を下げます。交感神経は活動時や昼間に活発になり、副交感神経は安静時や夜間に活発になります。この2種類はアクセルとブレーキのように働いて身体をコントロールしているので、両方が高いレベルでバランスを保っているのが理想的な状態です。

ところが自律神経は脳内の視床下部が統率していて、精神的なストレスの影響を受けやすいと言われています。ストレスを受けると、交感神経と副交感神経のバランスが崩れてしまうというわけです。

自律神経のバランスが乱れると、心身にさまざまな不調が現れます。交感神経が優位になってしまうと、イライラやピリピリがつのり、疲弊していきます。逆に副交感神経が優位になってしまうと、注意力散漫になります。なお、両方のバランスがとれていても、どちらも低いレベルになってしまうと、疲れやすく、気力が出ないので、これも望ましくは

交感神経と副交感神経

交感神経		副交感神経
脈拍が早くなる	心臓	脈拍が遅くなる
上昇する	血圧	低下する
収縮する	末梢血管	拡張する
拡大する	瞳孔	縮小する
抑制する	涙の分泌	促進する
運動を抑制する	腸管	運動を亢進する
気管支が拡大する	気道	気管支が収縮する
亢進する	発汗	低下する
上昇する	血糖	低下する

ありません。

自律神経のバランスが崩れたときに起こる身体の不調は、不眠、胃痛、吐き気、便秘などですが、それだけではありません。特に筋肉に不調をきたし、肩凝り、首凝り、腰痛、頭痛などの症状も起こります。肩凝りが、肉体だけの問題ではなく、自律神経の乱れやうつ病などからも引き起こされるということを覚えておきましょう。

ちなみに、ストレス以外にも、自律神経のバランスや働きが乱れる要因はあります。例えば、不規則な生活、そして自律神経失調症などの病気や、更年期障害などのホルモンの乱れなどです。

●自律神経と〝ホルモンバランス〟の関係

人間の体内では、幾つもの「ホルモン」が作られています。ホルモンとは、身体のさまざまな働きを調節する化学物質です。どれも微量ですが、多すぎても少なすぎても心身に影響を及ぼします。

女性であれば、女性ホルモンの働きがとても重要です。主な女性ホルモンにはエストロゲンとプロゲステロンがあり、この二つがバランスを保っています。二つの分泌量や分泌サイクルが狂ってバランスが乱れると、身体や心にさまざまな不調が現れます。なぜなら

身体のバランスを保つ神経・免疫・ホルモン

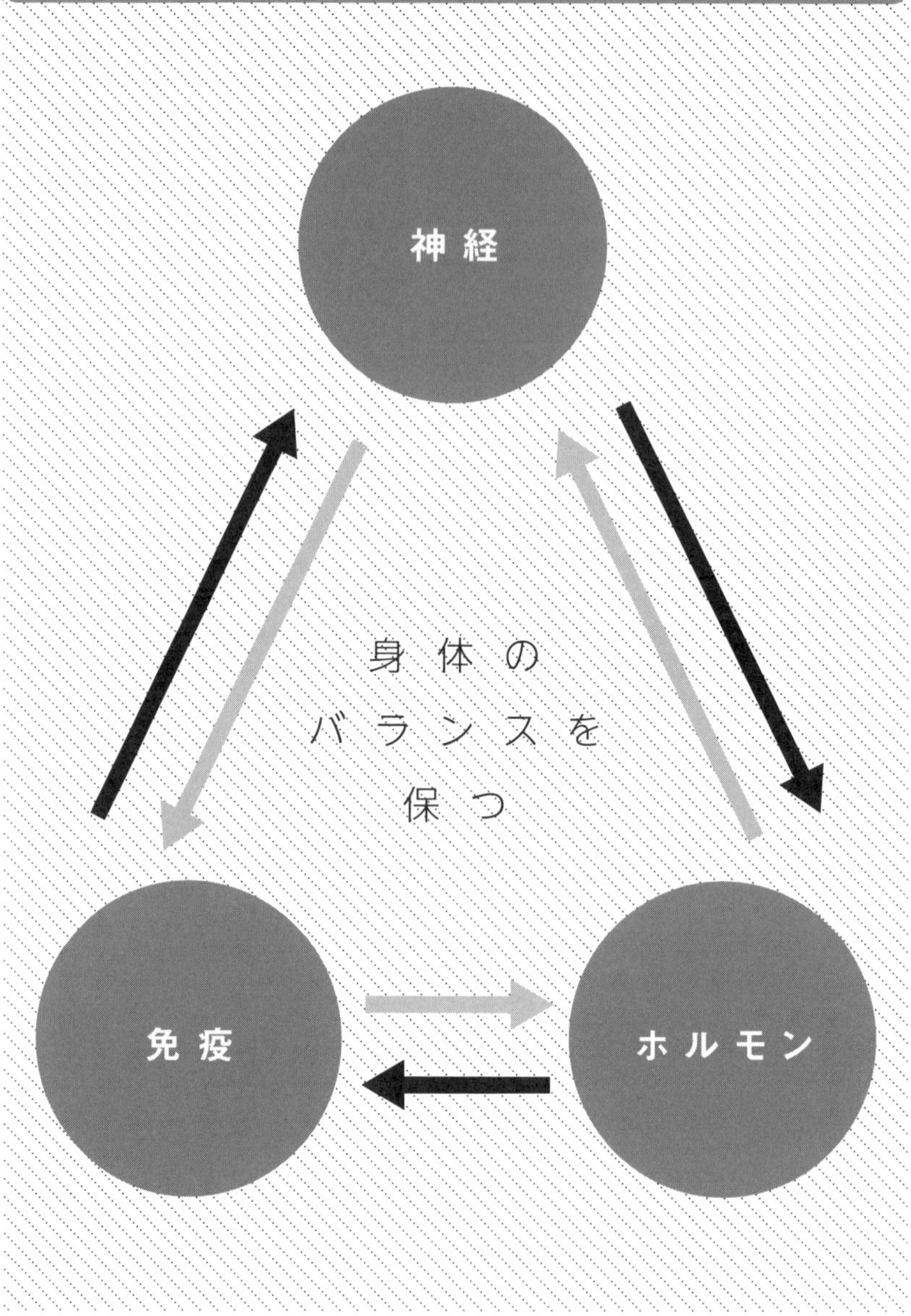

「女性ホルモンを分泌せよ」と卵巣（卵巣から女性ホルモンが分泌されます）に司令を出しているのが、自律神経もつかさどっている脳内の視床下部だからです。

ですから、自律神経のバランスが乱れると、ホルモンバランスも乱れてしまうのです。

女性ホルモンのバランスが乱れると、生理不順や生理痛、更年期障害などのほか、自律神経失調症になって、めまい、発汗、動悸、片頭痛、下痢や便秘、不眠、手足の冷えなどの症状が現れることもあります。

ストレスと〝老化〟の関係

誰にとっても「老化」は避けられないことです。自然な老化を受け入れていくことができなければ、それだけでもストレスになってしまうでしょう。

ところで、ストレスを受けることによって老化現象が進むことをご存じでしょうか。それは、ストレスが、老化を促進させる原因物質である「活性酸素」を発生させるからです。

私たちは呼吸をすることで、生きるのに不可欠な酸素を取り入れています。このときに体内で発生しているのが、活性酸素です。

活性酸素には、体内に侵入したウイルスや細菌を退治するという大切な働きがあります。けれども、活性酸素の攻撃力はとても強いために、必要以上に増えてしまうと、健康な細胞にまでダメージを与えてしまうのです。それが、老化や病気を引き起こします。

ストレスを受けると、必要以上に活性酸素が増えます。なぜなら、体内ではストレスに対抗するために副腎皮質ホルモンが分泌されるのですが、このホルモンが分泌される過程で活性酸素が発生するからです。それだけではありません。ストレスを受けると血管が収縮するため、一時的に血流が悪くなります。その血管が元に戻るときに血液が勢いよく流れるのですが、そのときにも活性酸素が発生します。

しかも、ストレスは抗酸化成分であるビタミンCを大量に消費してしまうため、ストレスがあることで、活性酸素に対抗する力も弱まります。

このようにして、ストレスによって活性酸素が増えることで、老化が進みます。過剰な活性酸素は肌細胞にもダメージを与えますから、老化現象は肌にも及びます。

活性酵素で進む老化

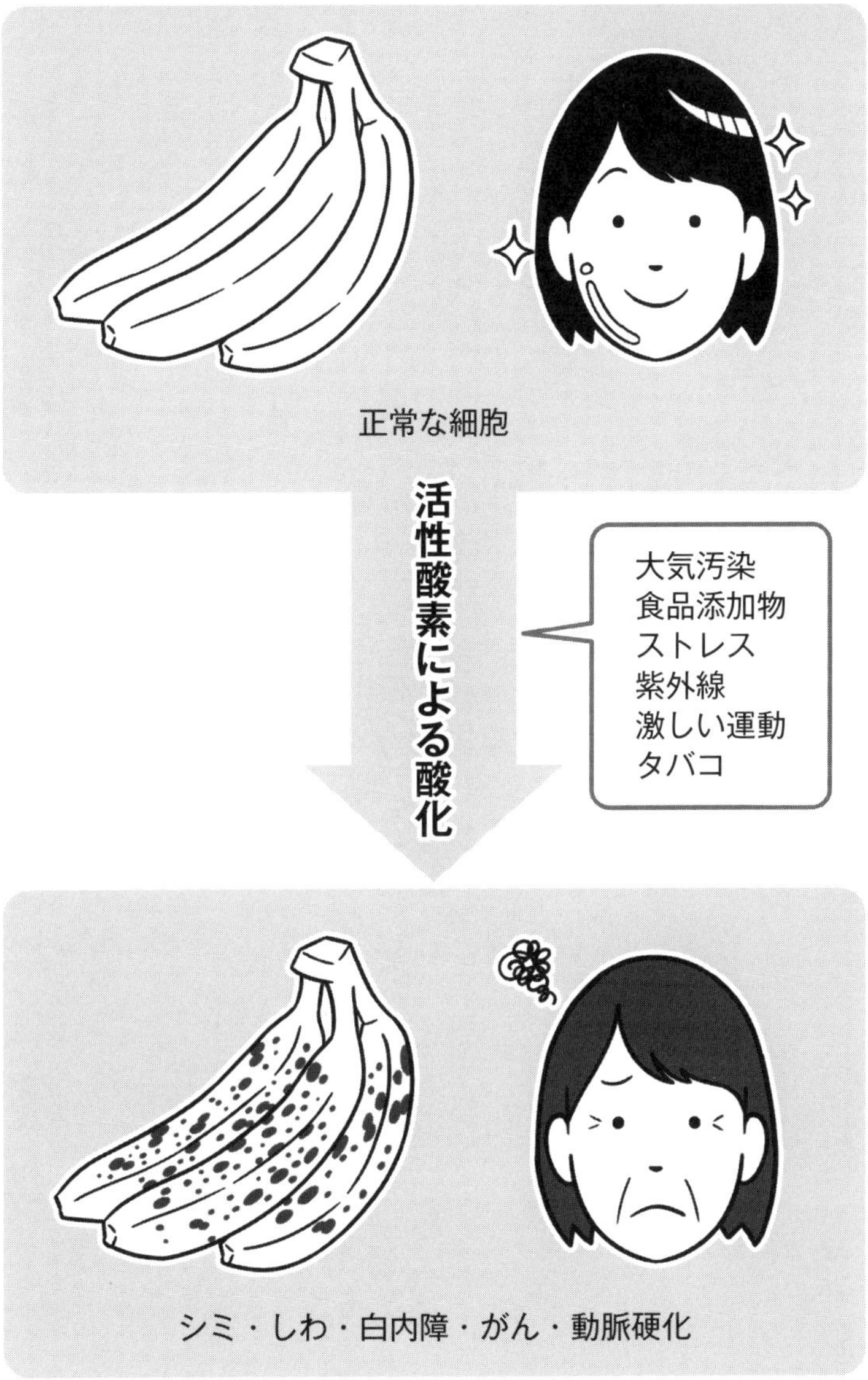
正常な細胞
活性酸素による酸化
大気汚染
食品添加物
ストレス
紫外線
激しい運動
タバコ
シミ・しわ・白内障・がん・動脈硬化

ストレスで心身が壊れた私自身の軌跡

●幼少期の「死にたい」願望

実を言うと、私自身が心身の不調を抱え、長年苦しんでいました。医療機関にもかかりましたが、ヨガやアロマセラピーなど、さまざまな方法を学んで自分に試した結果、自分でできるセルフセラピーにたどり着き、今は悩み苦しんでいる人たちに施術しています。

もともと私はメンタル（精神面）が弱いほうでした。小学生のときから漠然とした「死にたい」願望がありました。習い事を毎日二つはかけもちするという、子どもなのに暇のない生活のなか、父はとても厳しく、私は自分の意見が言えませんでした。抑圧された毎日で、「生きていてもつまらない」という厭世《えんせい》的な気持ちになっていました。社会人になり、うつ病を発症したときにも、「死んでしまいたい」という気持ちがずっとありました。

けれども、今はそういう気持ちにならなくなりました。自分でも不思議なくらいです。セラピーによって、身体だけではなくメンタルも強くなったのでしょう。また、〝自己肯定〟の大切さがわかり、自分をいたわったり励ましたりする習慣がついたことも要因です。

自分が心も身体も病んでいたからこそ、私には苦しんでいる人の気持ちや状態がわかります。そして今は、そういう方たちの助けに少しでもなれるように働いています。

ここに至るまでの、私が社会人になってからの軌跡を簡単に記したいと思います。

●じんましんに始まり、自律神経失調症とうつ病に

今の仕事を始める前は、栄養士として働いていました。大きな工場の食堂に配属されたとき、昼食はいつも残った揚げ物を食べていました。食の大切さを勉強してきたのに、時間が経って酸化した油を毎日摂取するという身体に悪いことをしていたわけです。その頃からじんましんが全身に出るようになり、かゆくて夜も寝られませんでした。

数年後、私は結婚しました。幸せなはずなのに、ライフステージの変更によるストレスで、今度は精神面に不調が現れました。仕事から帰宅すると、座っていても身体がよろけて倒れます。涙が出てワーッと泣き出してしまいます。

見かねた夫が連れていってくれたのは、精神科でした。当時、近隣に心療内科は一軒もなかったのです。そこで自律神経失調症とうつ病だと診断され、仕事を辞めました。

社会との接点がなくなると、今度は「私は生きていてもいいのだろうか」という疑問が頭をもたげてきます。身体は休んでいても、心が休めませんでした。

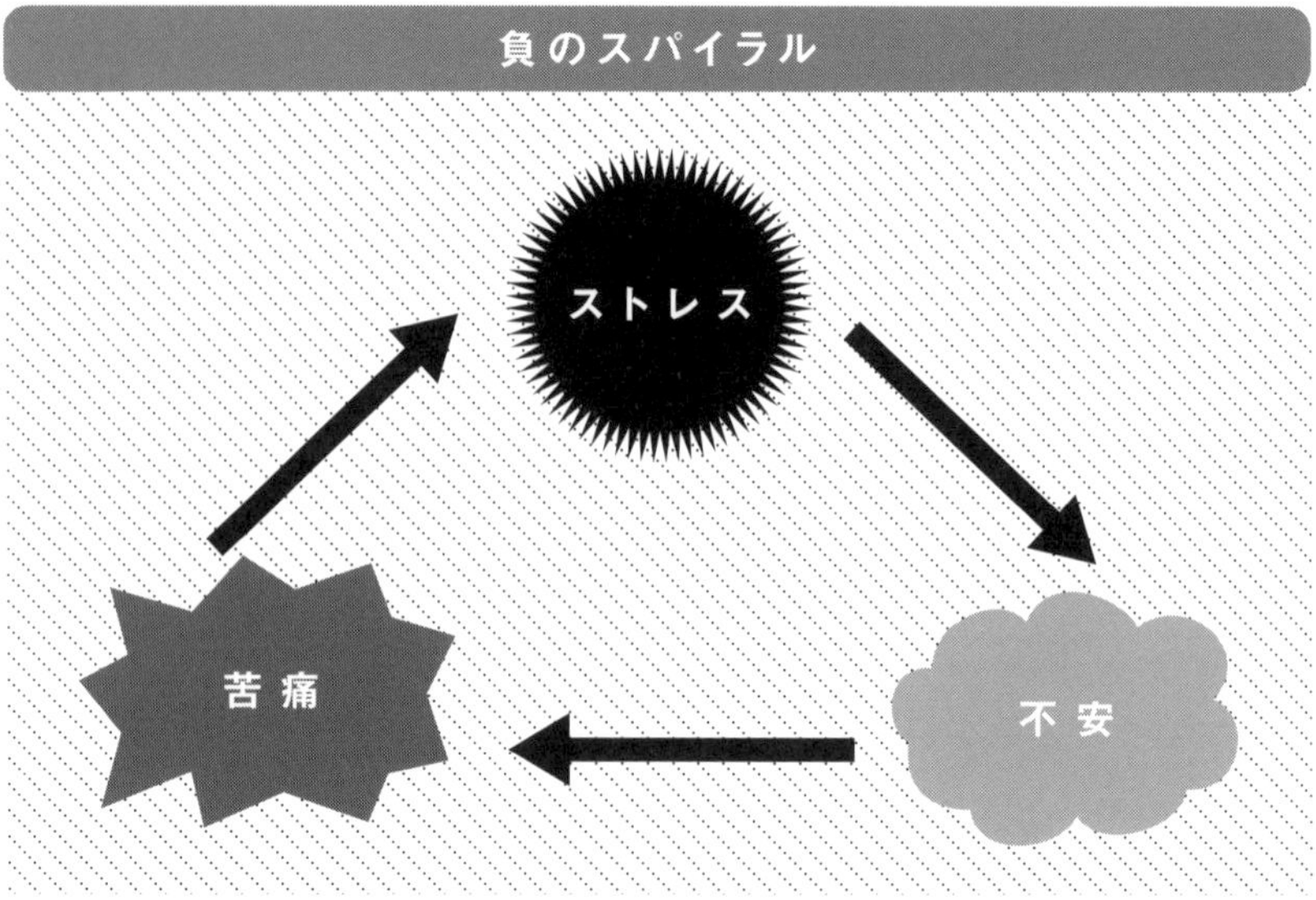

夜はまったく眠れませんでした。そして、鼻水が止まらないのと鼻がつまる症状が交互に現れてくるのです。耳も常に膜が張ったような感覚で、とても不快でした。耳鼻科でアレルギー薬を処方されましたが、これを一生飲むのかと思うと、それだけで憂鬱でした。

それまで頭が痛くなったことはなかったのに、片頭痛が出て、緊張性の頭痛も起きました。何かを言われると動悸が激しくなり、負のスパイラルに陥っていました。

●女性をトータルケアするサロンを開設

それから月日が流れ、助産師の母が助産所を開業しました。主な仕事は産前産後の女性のサポートです。

幸い体調が少しだけ改善していた私は、そ

れを機にエステティックの勉強を始め、母と協力して産前産後の方や一般の女性をケアすることになったのです。

当初、私がしていたのはエステだけでしたが、アロマコーディネートやベビーマッサージなどのスキルを学び、サロンで提供するサービスも増えました。

ヨガのインストラクターの勉強を始めて4か月ほどした頃から、私の体調が変化しました。鼻の不調やじんましんなどのアレルギーがすっかり治り、体温が37度近くになりました。免疫力が上がったのです。私はヨガをサロンのメニューに加えました。

母がお客様に乳房ケアや育児相談をする一方で、私はさまざまなセラピーを施すようになりました。今はあらゆる年代の男女をトータルにサポートする「レディースケア アントラクト」というサロンを親子で運営しています。こうして私の体調は徐々に回復していきました。ただし、ひどい頭痛は残り、CTなどで調べても原因はわかりませんでした。

●ひどい頭痛の原因がわかった

ひどい頭痛の原因が凝りだと気づいたきっかけは、たまたま観たテレビ番組の特集でした。番組を観ながら肩や首の凝りに指を当ててほぐしたところ、凝りの奥深くにある〝しこり〟のようなポイントに当たりました。そこを押すと頭がキーンとしたことから、そのしこりが悪さをしているとわかりました。翌朝、いつもなら朝ベッドから起き上がるときに頭痛がするのに、とても楽になっていたのです。私はすぐ、その痛みの元である「トリガーポイント」について勉強を始め、全身の不調和を改善していくセラピストを目指すことにしました。本書で紹介するセルフケアの基底には、このときの経験があります。

今は、その「トリガーポイント療法」のほか、解剖生理学や病理学などを下敷きに、海外から採り入れたさまざまなセラピーや呼吸法、ヨガ、ストレッチなどを幾つも組み合わせたセラピーをサロンで施しています。

●産前産後の方のために協会を設立

今、私は「日本マタニティリメディアル協会」を立ち上げて、妊産婦さんをケアできるセラピストを育成し、助産師さんたちにセラピーの技術を提供しています。

きっかけは、助産師である母の仕事を間近で見ていて、うつで苦しんだ自分と同じ症状に悩む産前産後の方がいかに多いかを知り、その手当ての必要性を痛感したことです。悩むお母さんには、乳房だけでなく、身体や心のケアも必要です。

このようにして私は今、自分の経験から編み出したセラピーによって、心身の不調を訴える男女や、出産後の女性のお手伝いをしています。

第2章

心身を癒やす〔1のセルフケア〕

［１のセルフケア］のコンセプト

●凝りとうつは相関関係にある

精神的なストレスを受けると血流まで悪くなるメカニズムは、第1章で説明しました。そうなると体内の免疫力、つまり体内で発生したがん細胞や外から侵入した細菌やウイルスなどを撃退する自己防衛力も下がります。当然、気分だけにとどまらず、身体も不調になり、肩や首などの上半身の凝りにも直結します。

私自身もそうでした。精神的なうつ症状と肉体の凝りが相乗効果で襲ってきました。うつによって凝りが発症し、耐えがたい凝りがうつ症状を呼ぶのです。それは、うつになると気分が沈み、うつむくことが多くなって猫背になり、そんな悪い姿勢が首や肩の凝りに直結するからです。首が前に傾くことで首の後ろや肩の筋肉が引っ張られ、肩が丸まって胸の筋肉が縮み、首凝りや肩凝りを発症します。

また、首にはたくさんの神経が通っていて自律神経とも深い関わりがあるので、自律神経失調症になると耐えがたい首の凝りに悩まされる場合があります。

このように、精神症状と凝り症状は、とても関係があるのです。

●凝りをほぐすことで、心身の調子を上げる〔Iのセルフケア〕

このようなことで発症する凝りをほぐすことで、身体の不調に対処し、気持ちも上向きにさせるためのトータルケアが、私がおこなっているセラピーです。

凝りをほぐす方法は、一つではありません。ヨガや軽いエクササイズもいい方法です。けれども、それらは教室やスタジオに通ったり、ときには道具を必要としたりするなど、誰にでも簡単にできる、というものばかりではありません。

本書でご紹介するのは、第1章で解説したポイントを踏まえて私がたどり着いた、誰でも家にいながら自分でできる「Iのセルフケア」です。

その概略は次のとおりです。〈 〉が大切なキーワードです。

①癒やし効果のある〈音楽〉を聴く
②お腹を使った〈深呼吸〉をする
③ストレッチを含む〈セルフマッサージ〉をする
④自分に手を当てて言葉をかける〈自己暗示〉をおこなう

それぞれの詳しいやり方は後述しますが、まずはごく簡単に効果を説明します。
①の「癒やし効果のある音楽」も、②の「深呼吸」も、リラックス効果をもたらします。リラックスできれば、血流が良くなります。
③の、自分で自分の凝りをほぐす「ストレッチやセルフマッサージ」は、直接身体に働きかけて、血流を良くします。
④の「自己暗示」もまた、心身に大きな影響を及ぼします。本書では、自分の身体に「手を当てながら、言葉をかける」方法を紹介します。

ひどく不調なときには、簡単なストレッチすら、やる気が起きないものです。けれども、そんな状態でも、音楽を聴くことは難しくないでしょう。ですから、何もできないときには、①の音楽を聴くことだけをやりましょう。

どんな音楽がいいかと迷う必要はありません。本書付属のCDに癒やし効果のある楽曲が入っていますので、ぜひ活用してください。

少し元気が出てきたら、音楽を聴きながら深呼吸をする、音楽を聴きながらストレッチやセルフマッサージをするなど、①と②〜④を組み合わせておこなってください。どれも

〔Iのセルフケア〕概略

①音楽

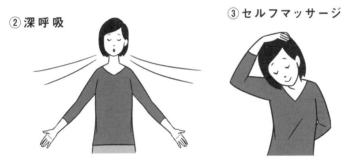

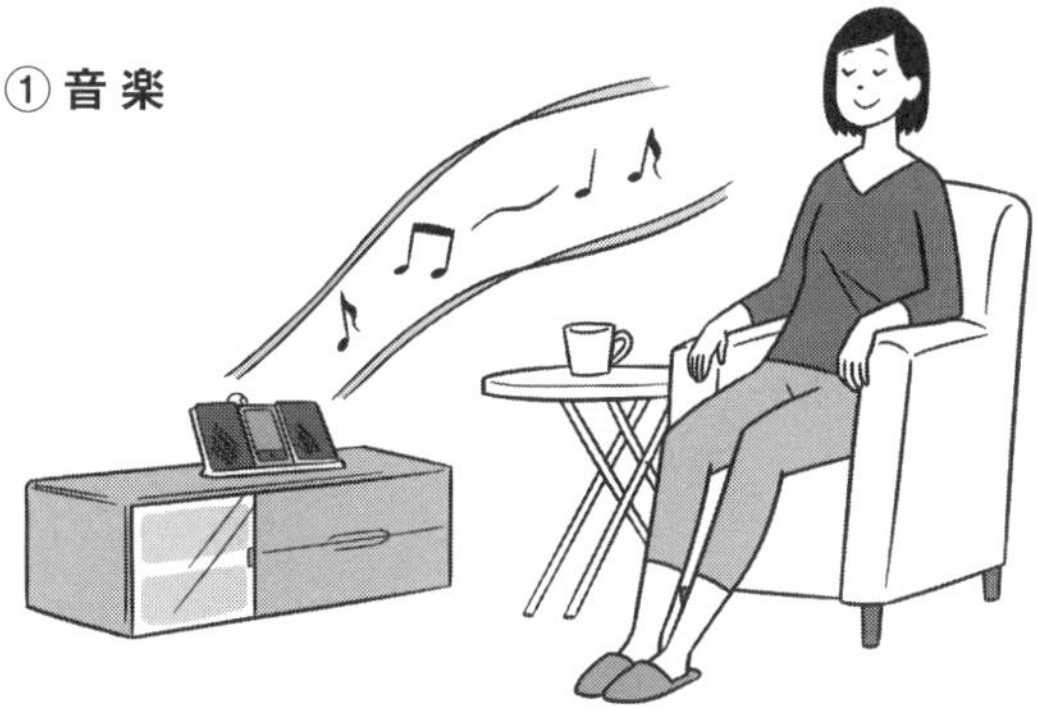

②深呼吸

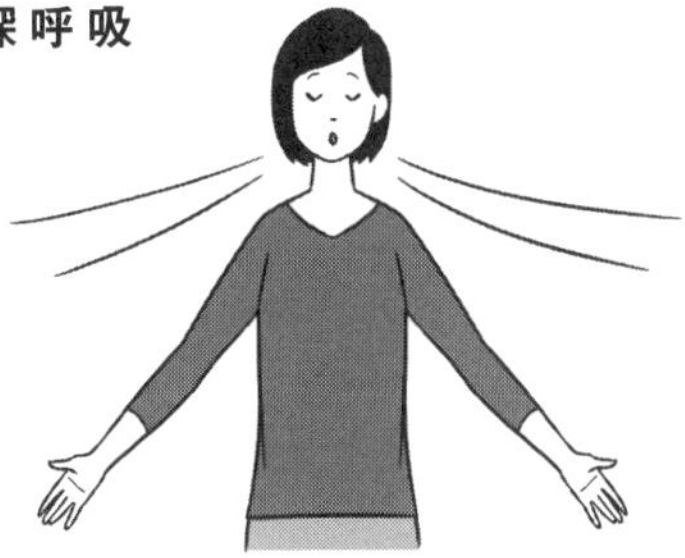

③セルフマッサージ

④自己暗示

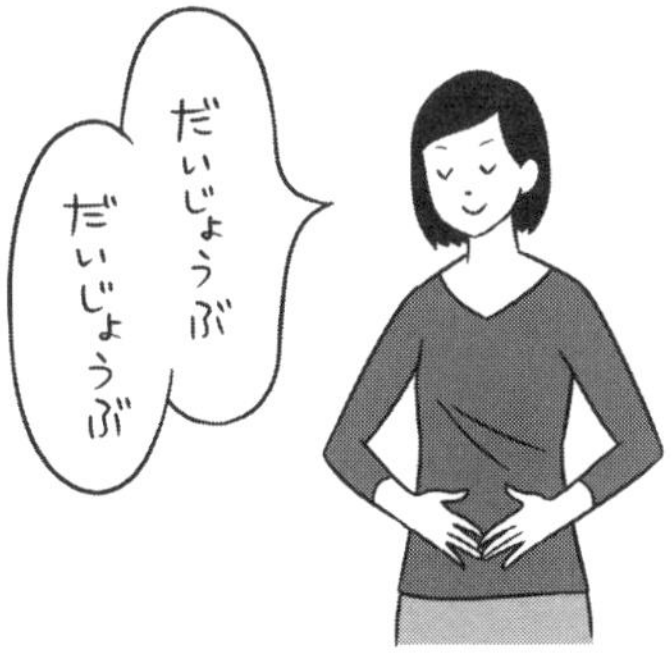

〔Iのセルフケア〕のイメージ

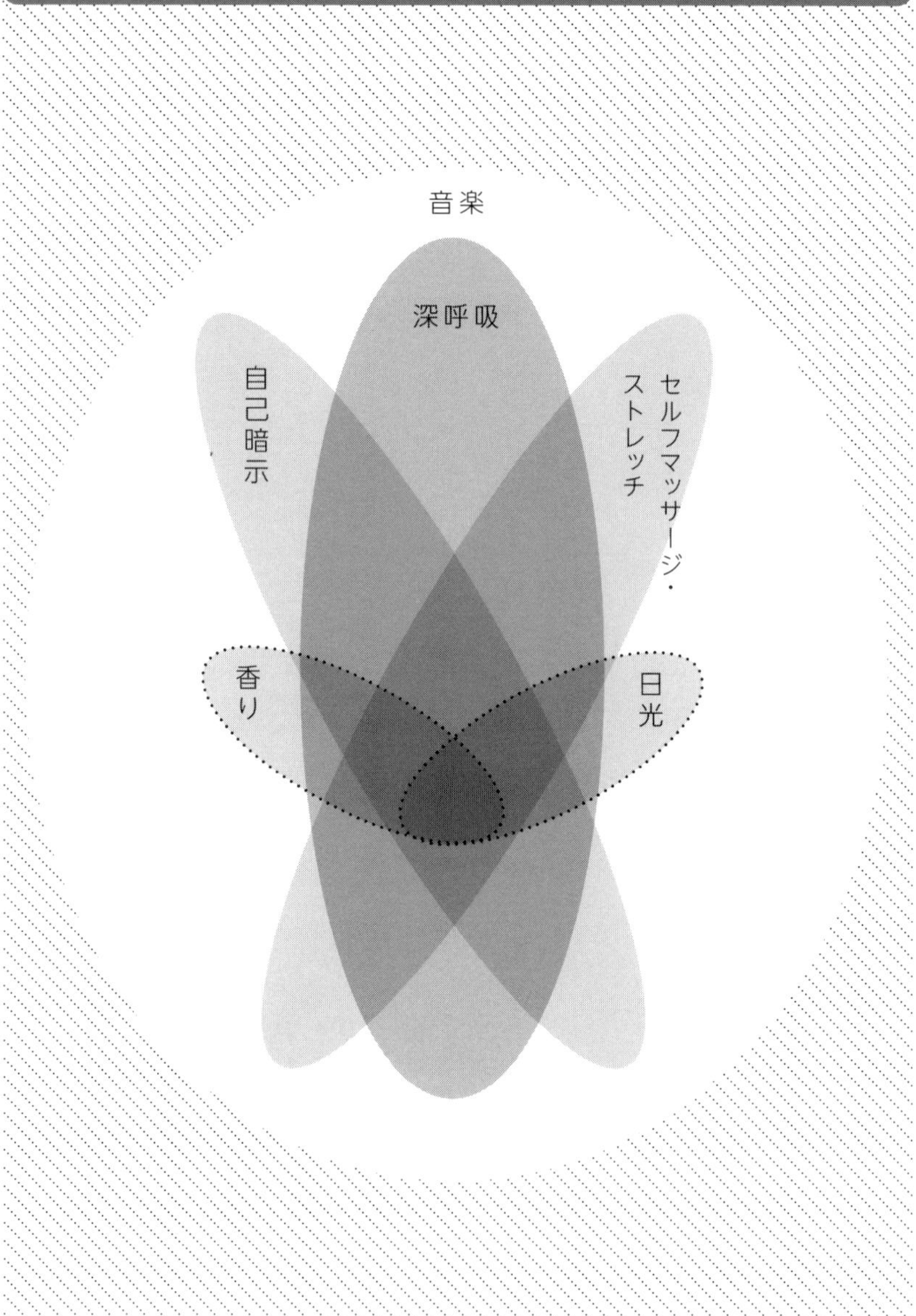

自律神経に関わるセルフケアです。音楽を聴きながら、ご自身にとってハードルの低いものからやっていってかまいません。やってみて苦痛に感じたことはせず、続けやすいこと、快適に感じることをやってください。

このセルフケアをおこなっても症状がまったく改善しない、逆に症状がひどくなるようであれば、すみやかに医師の診察を受けてください。

次項から、それぞれの具体的な方法について解説します。

癒やし効果のある〈音楽〉を聴きましょう

●心地良い音楽に身を委ねる

自分に合う音楽を見つけて、それを聴くことは、心身にとても良い影響を与えます。好きな音楽を聴けば、気持ちよくなるだけでなく、自律神経が整うからです。

心でも身体でも、ひどく不調なときには何もしたくないものです。たとえ、どんなに心身に良いヨガやマッサージなどでも。けれども、そんなときでも、音楽を聴くことはできる場合があります。身体を動かさず、何も考えず、ただただ音楽に身を委ねるだけで癒やされていく……それも、立派なセラピーです。

つらいことがあって落ち込んでいるときには、どうしてもそれが頭から離れないものです。「何も考えない」でいるのは本当に難しいもの。そんなときには、耳に全神経を集中して音楽を聴きましょう。

できればイヤフォンやヘッドフォンを使わず、まるでシャワーを浴びるように、全身で音楽を聴いてください。そうすれば音楽が心身に勝手に働きかけてくれます。

音楽でリラックスする環境に身を置けば、それだけで肩凝りの軽減にもつながります。

●528Hzの音

本書に付属しているCDには、「528Hz（ヘルツ）音楽」と呼ばれている楽曲が入っています。

528Hz音楽とは、ピアノで言うと真ん中の「ド」より1オクターブ上の「ド」の音が528Hzになるように調律し、その「ド」の音が出てくるように作られた曲のことです。CDには「アー」と聴こえる「528Hzの音」がうっすらと入っており、そこに合うように、ハープとピアノの曲を重ねています。つまり、曲全体を通して、音楽の向こう側に「528Hzの音」が聴こえていることになります。

音の高さは、その音波が1秒間に振動する回数（周波数）で決まります。1秒間に振動する回数が440回であれば、その周波数は440Hzです。440Hzは、ピアノで言えば真ん中へんにある「ラ」の音に当たります。

オーケストラが交響曲などを演奏する前に、音合わせをしているのを見たことがないでしょうか。幾つもの楽器が一緒に奏でるオーケストラでは、微妙でも音の高さに違いが出ると美しいハーモニーにならないので、同じ音の高さになるように合わせるわけですね。

そのとき、通常のピアノやオーケストラは、「ラ」を基準にします。一般的には、ラの高さが440Hzや442Hzになるように合わせます。

「ラ」の音を、440Hzや442Hzではなく、444Hzで調律すると、高い「ド」の音は528Hzになります。

レオナルド・ホロウィッツ博士という研究者が、528Hzの音は、傷ついた人間の細胞を修復させ、体調を整える効果があると発表して話題になりました。そのメカニズムはまだ解明されていませんが、実際に効果があったと言う人は少なくないようです。

528Hzの音を含む曲を聴くと「集中力・意欲が高まる」「思考が明確になる」「寝る前に聴くとリラックスし、ぐっすり眠れて目覚めが良い」と言う人もいます。

ただし、528Hzに限らず、音楽を聴いて心が癒やされることは多々あります。実際に聴いてみて自分に合っていると思ったら、セルフケアをするとき以外にも、ぜひいろいろな時と場所で聴いてください。

お腹を使った〈深呼吸〉をしましょう

●深呼吸は腹式で

自律神経を安定させるには、深呼吸がとても効果的です。ストレッチやマッサージ、自己暗示に増して重要ですので、まずは深呼吸をしてみましょう。もちろん、音楽があればベストです。

理想的な深呼吸は、「腹式呼吸」です。腹式呼吸は肺の下にある横隔膜を動かす呼吸で、誰でもリラックスしているときや寝ているときには腹式呼吸をしています。赤ちゃんも腹式呼吸ですが、大人になると「胸式呼吸」になる人が多いのです。

胸式呼吸は文字どおり胸の筋肉を動かす呼吸で、交感神経を優位にします。腹式呼吸は副交感神経を優位にするため、リラックスするには腹式呼吸のほうが望ましいです。

腹式であると同時に、その呼吸は「深い」ことが大切です。緊張していると、浅い呼吸になりがちで、ときには息が止まっていることもあります。そうなると血圧が上がり、筋肉は緊張し、良いことはありません。

腹式呼吸は自律神経の働きを整えるだけでなく、他にも良い影響を与えます。大きく腹式呼吸をすれば、横隔膜が大きく上下に動きます。すると、お腹が中からマッサージされるので便秘や下痢が改善され、腹筋が強くなるので腰痛を和らげ、姿勢を正すのです。

●8秒吐いて4秒吸う

とはいえ慣れていない人にとっては、腹式呼吸は難しいものです。肋骨《ろっこつ》の下あたりに両手を当て、お腹が大きく膨らんだり凹んだりすることを意識しながらやるといいでしょう。まずは、「吐く」ほうから。「吸う」ほうは意識しなくてもやっているものです。過呼吸の人は吸うだけで、吐けなくなっているから苦しいのです。吐けば、筋肉は柔らかくなります。

私のサロンでは、お客様に指導する際に呼吸の誘導を重視しています。8秒吐いて4秒吸ってもらうのですが、それできついようであれば、最初は6秒吐いて3秒吸ってもらいます。最終的には、8秒以上吐いて4秒吸うサイクルを目指します。

深呼吸をするときには、体内の二酸化炭素を吐き切ってから、新しい酸素で体内をいっぱいにするつもりで吸ってください。自分で吐き切ったと思ってから、さらにもう2~3秒がんばって吐き尽くしましょう。そうすると汗が出て、代謝が悪い人でも温かくなって冷え症の改善にもなります。

息を吐くのは、鼻からでも口からでもかまいません。ただし吸うときには、喉を守るためにも、口ではなく鼻から吸ってください。

●望ましい時間帯と環境

深呼吸をおこなってほしい時間があります。

まず、就寝前です。深呼吸によって副交感神経が優位になれば、寝つきやすく、眠りが深くなるからです。

それから朝。目覚めて間もないときにも、ぜひやってください。1分間でもいいのです。できれば朝日を浴びながらやりましょう。朝日を浴びれば、中枢神経系の伝達物質であるセロトニンが活性化するからです。

ただし、筋肉が固まりすぎている人が急に首を回すと、首を痛める可能性があります。痛みがあったら、すぐに中断してください。

回数の指定は特にありませんが、呼吸が深くなってくるまで続けます。かなり慣れた人でなければ、一般的には最低でも1分ぐらいはかかるでしょう。そのまま瞑想に入ってもいいと思います。

●香りを活用するとさらに良い

気持ちいい香りを嗅ぎながら深呼吸をすると、さらに良いでしょう。その香りを嗅ごうとして、自然に呼吸が深くなるからです。アロマオイルなどを使って、自分が心地いいと感じる香りを漂わせてみましょう。

日本人に人気なのが、オレンジの香りです。アロマオイルも入手しやすくなりましたが、ミカンなど柑橘系の果物を鼻の近くに置くだけでもいいでしょう。グレープフルーツも人気で、ダイエットにも効果的です（ちなみにミカンの皮は干せば陳皮という漢方薬で、湯船に入れたら血流が良くなります）。

ラベンダーのリラックス効果は抜群ですが、妊娠初期は流産の恐れがありますので、避けなければいけません。通経作用があるので、生理不順や更年期には効果があります。

ただし、どんな有効成分が入っていても、嫌いな香りではリラックスできませんから、ご自身が心地いいと感じる香りを選ぶことです。

香りの好き嫌いは体調によっても変わりますので、その日の気分で採り入れてみるといいでしょう。

アロマオイルは種類によって、香ってくるまでの時間に差があります。柑橘系は少し垂らせばすぐに香ります。

アロマオイル以外にも、活用できる香りはいろいろあります。

例えば、お香です。最近は癒やしを目的としたお香もたくさん発売されています。アロマポットなどがなくても楽しめるので、お勧めです。サンダルウッド、バラや桜などの香りもあり、私のサロンでも人気です。

また、お香の煙には、ネガティブなエネルギーを浄化してリフレッシュさせる効果があるとも言われています。煙が不規則にゆらゆら流れるのは「1／fのゆらぎ」（102ページ）でもあります。

コーヒーや紅茶もいいでしょう。森林浴に行って、木の香りをかぐのももちろんいいことです。

免疫学的に、ベルガモット、ティーツリー、ユーカリを勧める医師もいます。

香りは、深呼吸のときだけでなく、後述するセルフマッサージや自己暗示のときでも活用できるので、ぜひ採り入れてみてください。

〈セルフマッサージ〉で凝りをほぐします

●ストレッチとセルフマッサージの効果

全身の筋肉は連動しているので、一か所が硬くなれば他も硬くなり、一か所をほぐすと他もほぐれる場合があります。

筋肉をほぐすには、〈ストレッチ〉と〈マッサージ〉〈温めること〉が効果的です。ストレッチは筋肉を伸ばすこと。マッサージは筋肉を緩めてほぐすこと。どちらにも硬くなった筋肉を柔らかくして、血流を促す効果があります。

血流が良くなればリラックスでき、不眠や心身の不調を和らげる効果も期待できます。また、体内に滞っていた疲労物質が流れて回収され、体外に排出されやすくなるため、疲労回復にもつながります。いわゆる「ストレス解消」にもなります。

ここでは、ストレッチとマッサージについての概念と概要を述べます。それぞれの具体的な動きは、第3章でイラストを交えながら解説していきます。

●ストレッチは、深呼吸をしながら

ストレスが原因で脳内の神経伝達物質が減少することは、第1章で述べました。その神経伝達物質の一つである〝セロトニン〟は、交感神経と副交感神経の切り替えをスムーズにして、脳を最適な覚醒状態にするそうです。つまり、頭を「スッキリ冴えた」状態にして、心を安定させるのです。このセロトニンの分泌が心の疲れで減ってしまったときに、ストレッチで活性化できると言われています。

ストレッチは、こわばった筋肉をゆっくりと伸ばすことですが、それだけで心身の緊張を緩和し、血液循環やリンパの流れを良くする効果があります。ですから、次項のマッサージと同様に、神経の興奮を抑えて不眠を改善したり、リラックス効果を高めたりすることが期待できます。

凝りのある部位を、少し回したり、温めたりした後でストレッチすれば、張っていた筋肉がしなやかになります。例えば、肩凝りなら肩を回します。誰かに回してもらうのもいいでしょう。

ストレッチをすると、体温も上がります。それは、心や身体が元気になることでもあります。

ストレッチは深い呼吸と連動させることで、さらに効果が高まります。それぞれの部位をゆっくり10～20秒間かけて伸ばします。

ストレッチに関しては、大切なポイントが二つあります。

一つ目はけっして息を止めないこと。息を止めると血圧が上がり、筋肉は緩まなくなります。

二つ目は伸ばすときには、絶対に無理をしないこと。少し痛いけれども気持ちもいいところ、いわゆる「イタ気持ちいい」ところまで伸ばしてください。

●マッサージは、揉んだりさすったり

ストレスが溜まって自律神経のバランスが乱れると、血流が悪くなり、筋肉が硬直して凝りが発生します。凝りがあるとさらに血流が悪くなるので、悪循環に陥ります。

その凝りを取るには、ストレッチだけではなく、マッサージも効果的です。

マッサージ屋さんでやってもらうマッサージは気持ちいいものですが、毎日通うわけにはいきません。そこで、セルフマッサージです。自分で自分にマッサージを施すわけです。

マッサージの基本は、つらく感じるこわばった筋肉を、手で揉んだりさすったりするだけです。こわばった筋肉がほぐれ、血液循環が良くなり、リンパの流れも良くなります。

凝りが取れるだけでなく、リラックス効果もあります。

息を止めていると筋肉は緩まないので、ゆっくり呼吸をしながらおこないましょう。こわばった部位を押さえるときには、息を吐きます。

痛いのを我慢してやるのではなく、イタ気持ちいい強さでやってください。

●つまんで揺するだけの〝筋膜リリース〟

マッサージの一環で、「凝っている」と思った部位の皮を、指先でつまんで揺するだけでも効果があります。これを〝筋膜リリース〟と言います。「鶏のムネ肉を覆っている薄い膜」と言えば想像できると思いますが、あれが筋膜です。

筋膜が癒着していると、筋肉はほぐしにくくなります。筋膜リリースは、筋肉を覆っている筋膜を正しい状態に戻します。

凝り固まっているところを指先でつまんで揺すれば「痛いけれども気持ちいい」ものです。そういうところを探して、そこをつまんで、四方八方に揺すりながら凝りを緩めていきます。肩のあたりであれば、誰かにやってもらってもいいでしょう。

次項で解説する「トリガーポイント」を見つけるためにも、この筋膜リリースは役に立ちます。

〝トリガーポイント〟を見つける

セルフマッサージでも、キーワードは〝トリガーポイント〟です。私がオーストラリアで学んだセラピーにおける大事な概念も、トリガーポイントでした。

トリガーポイントとは、直訳すれば「引き金となる場所」です。「実際に痛みを感じている部位」ではなく、痛みの引き金になっているところ、つまり「痛みの本来の原因」です。

例えば肩凝りでは、肩の一番上にある僧帽筋が問題視されがちですが、僧帽筋の下にもいろいろな筋肉があるので、原因が僧帽筋にあるかどうかは一概に言えないのです。負荷がかかりやすい筋肉ほど、凝りやすいものです。

例えば、首は細い部位ですが、筋肉が幾重にも重なっています。その筋肉の中に小さなトリガーポイントができてしまうと、血流が悪くなり、脳に酸素が回らなくなってしまいます。そうなると頭痛が発症したり、頭の回転が悪くなったりするのです。

筋肉は線維になっていて、筋膜で覆われており、それが癒着しているので、まず癒着をある程度緩めないと、トリガーポイントまで触れない場合があります。

トリガーポイントを知るには、「固まった素麺の束を選り分ける」イメージで、筋肉の奥のほうまで、指をかき入れてみましょう。筋線維を指で左右に振りながら、どんどん奥に入っていきます。その下にあるところに軽く触ってズンと響くようなら、それがトリガーポイントです。

自分で触ってゴリッと感じるところを押してみましょう。例えば頭痛がある人が、その一押しで頭痛のする部位にズンと響いたとすれば、それが痛みを引き起こしているトリガーポイントの可能性があります。

トリガーポイントが大きい場合には、1、2回のマッサージで取り去ることはできません。根気よく続けてください。また、カバンを同じほうの肩にかけ続けないとか、手や足の組み方を反対にするなど、生活習慣も見直してください。

言葉がけとタッチングで〈自己暗示〉を

●良い言葉には良い効果がある

誰かに「ありがとう」と言うとき、たいていは顔の筋肉が緩み、「いい顔」になっているはずです。逆に「ばかやろう」と言うときには、眉根にシワが寄り、目つきが悪くなっているはずです。

日本には「言霊《ことだま》」という言葉があります。言葉には霊的な力が宿っており、良い言葉には良い力が、悪い言葉には悪い力が働くと信じられてきました。言葉一つで、私たちは良いものを呼び込むことがあれば、悪いものを呼び込むこともあるわけです。

私の地元に近い愛知県犬山市に、タマゴボーロを作っている竹田製菓の工場があります。その工場では、50人ぐらいの保育園児が一斉に「ありがとう」と言っている声を録音したものを、24時間繰り返して流しています。酒蔵でクラシック音楽を流すとお酒が美味しくなるのと同じように、良い言葉を聞かせればお菓子が美味しくなる、と創業者の故・竹田和平さんが考えたそうです。感謝の言葉がずっと聞こえてくるのですから、働いている工場の人たちにも、無意識のうちに喜びや力が湧いてくるに違いありません。

●自分への言葉がけは、良くも悪くも〈自己暗示〉

言霊は、自分自身にも向けられます。〔Iのセルフケア〕の〈自己暗示〉は、低い自己評価によって縮こまってしまった心身を、言葉によって少しずつほぐしていくことを目的にしています。

心身に不調をきたす人の共通点に、自己評価（セルフイメージ）が低いことが挙げられます。昔からひどいアトピーで悩んでいたり、「うつ」と診断されて癒やしを求めていたりする方に私が施術をさせていただくと、その方の自己評価が低いと感じることが多々あります。実は、私自身も自己評価が低いのです。自分で自分をほめたり評価したりすることができず、自分には価値がないと思ってしまいがちなのです。

「どうせ私なんか……」とつぶやくのは、自分を貶《おとし》める悪い言葉がけで、それだけで心身はどんどん縮こまっていきます。自分をわきまえてへりくだる「謙遜」は美徳ですが、自分で自分を貶める「卑下」は、心身に悪影響を与える悪癖でしかありません。

そんな言葉をつぶやくのはやめましょう。この世界に、価値のない人はいません。神様はすべての人を尊く、価値のあるものとして造られました。他の誰かと比べて自分を評価する必要はなく、あなたはあなた自身で尊い存在なのです。けっして自己卑下すべきではありません。

自己評価が低い人は、そのマイナスイメージに囚われないことが必要です。自分を癒やす「自己肯定」の言葉を自分自身にかけることで、「自己暗示」をかけてみましょう。

効果的な自己肯定の言葉は、人によって違います。「だいじょうぶだよ」「そのままでいいんだよ」などの言葉が合う人もいれば、違う言葉が合う人もいます。

私に合っているのは「頑張ってきたよね」です。特にひどいストレスがあるときには、寝る前にお腹のあたりをさすり、温めながら、「今まで頑張ってきたんだからだいじょうぶ」と自分に言い聞かせ、それから寝るのです。

●自己暗示は〝タッチケア〟と同時におこなう

自分に言葉をかけるときには、自分の身体に「手」を当てましょう。手のぬくもりを自分で感じるのです。「手当て」という言葉からもわかるように、手からはパワーを送ることができます。

そういう意味では、言葉をかけなくても、思いを込めながら手を当てるだけでも効果は期待できます。ですから自分を心配してくれる家族がいれば、家族に手を当ててもらうのもいいでしょう。

手から出る波動は双方に良い影響がある

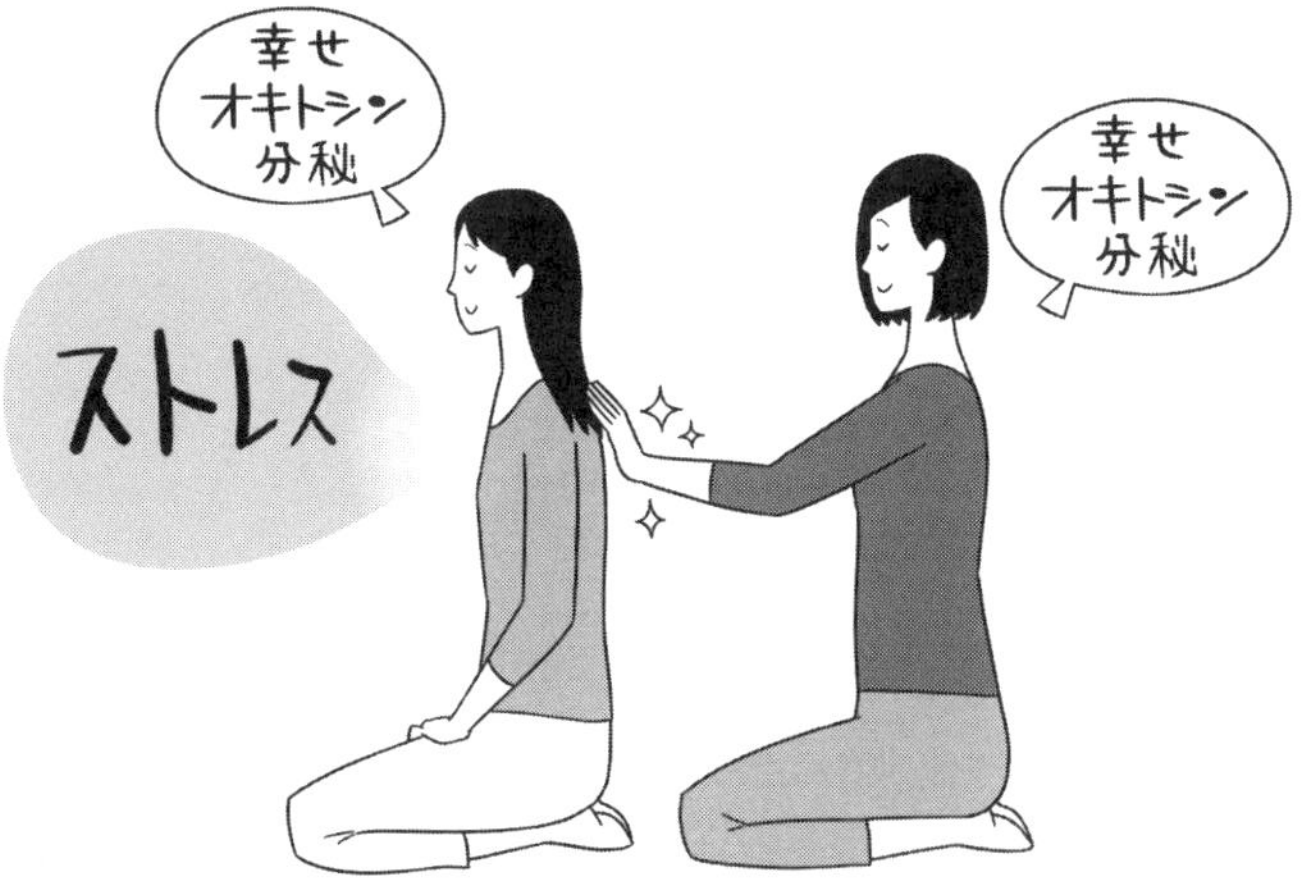

これを「タッチケア」とも言います。タッチケアをすると、〝オキシトシン〟というホルモンが分泌され、ストレスが軽減されることがわかっています。タッチケアは、安心感を与え、イライラを解消し、痛みを軽減するのです。焦りや凹みを和らげ、寝付きを良くする効果も期待できます。

そのタッチケアと、言葉がけの両方を同時におこなう自己暗示が〔Iのセルフケア〕です。

◎実際の自己暗示のやり方

では、〔Iのセルフケア〕自己暗示の具体的な方法をご紹介しましょう。

①まず、楽な姿勢で座ります。あぐらでも、正座でもかまいません。目を閉じて、顎を

引き、背筋を伸ばしてください。

②呼吸を整えます。息は、吸うよりも吐くほうに時間をかけます。3秒吸い、6秒吐きます。慣れてきたら、4秒吸って8秒以上吐きます。

③頭の上に両手をふんわりと乗せます。手の温もりを伝えながら、自分をほめたり元気づけたりする気持ちで、全身の細胞一つひとつに向かって「だいじょうぶ」と声に出して伝えます。そして、大きな呼吸を繰り返します。

「だいじょうぶ」でなく、「ありがとう」など、あなたの好きな、自分に合った言葉でかまいません。自分のことが好きになれない、あるいは嫌いだという人には、「大好き」という言葉をお勧めします。

④次は、両目を覆って「だいじょうぶ」(あなたの好きな言葉)と言います。目の周りがじんわりしているのが感じられると思います。

⑤頬に手を当てて「だいじょうぶ」(あなたの好きな言葉)。

胸の上に手を置いて「だいじょうぶ」(あなたの好きな言葉)。

お腹に手を置いて「だいじょうぶ」(あなたの好きな言葉)。

腰に手を当てて「だいじょうぶ」(あなたの好きな言葉)。

お尻に手を当てて「だいじょうぶ」(あなたの好きな言葉)。

太ももに手を置いて「だいじょうぶ」（あなたの好きな言葉）。

膝に手を当てて「だいじょうぶ」（あなたの好きな言葉）。

最後に、自分の好きなところに手を当てて、「だいじょうぶ」（あなたの好きな言葉）。

④胸の前で合掌し、息を大きく吸い、全部吐き出します。

⑤息を吸いながらバンザイをするように両腕を上げ、大きな円を描くように下ろしながら、息を全部吐き出します。

特に寝る前がお勧めですが、いつでも好きなときにやってください。

第3章

セルフケアの実践

実際にやってみましょう

◉セルフケアをやってみよう

「頭が痛い」「首が凝った」などという具体的な身体の不調がどこから来ているのか、原因は一概に言えません。ですが、不調の原因が筋肉の凝りであれば、原因となっている筋肉をストレッチやマッサージでほぐしていくセルフケアで、改善の効果が期待できます。

セルフケアには副交感神経を優位にする効果もあるため、自律神経失調症の改善にも役立ちます。

まずは、次項から記すセルフケアをやってみてください（それぞれのケアに、効果が期待できる症状を記しています）。そのあとで気持ちよかったところ、効果が出たところを重点的にやればいいのですが、いつも深呼吸から始めることを忘れないでください。

なお、産後の方はどの動きも有効なので、どれも積極的にやっていただければと思います。ただし、妊婦さんは、仰向きの体操や、お腹をねじる体操はひかえめにしましょう。

自分の身体の声を聞きながら

ストレッチは息を止めず、吐くことを意識しながら、ゆっくり10～20秒ぐらいかけて伸ばします。せっかく身体を伸ばしたとしても、息を止めていると血圧が上がり、筋肉が緩みません。無理のないように、気持ちいいところ、またはイタ気持ちいいところまで伸ばします。

トリガーポイントを押すときには、息を吐きながら、筋肉が緩んでいくのを感じながら押してください。

ストレッチも押圧もマッサージも、痛いのを決して我慢してやらないこと。やっても症状がまったく改善しない、あるいは症状がひどくなるようであれば、速やかに医師の診断を受けてください。

文字と写真だけでは、どうしてもわかりにくいことがあると思います。セルフケアは、自分の身体の声を聞きながら、自分の責任でおこなってください。

セルフケアの効果を高めるために

〔Iのセルフケア〕を実践するにあたって、気をつけることや効果を高めるようなヒントを幾つかご紹介します。

●安らげる空間でおこなう

〔Iのセルフケア〕はもちろんですが、ヨガでも瞑想でも、自分が安らげる空間に身を置いておこなうほうがより効果的です。

私がヨガのレッスンをしているサロンには、鳥や木々が描かれた絵を飾っています。この絵はバリ島で買い求めたものですが、見ていると気持ちが安らぎます。レッスン中にかける音楽も、川のせせらぎ、鳥の声、虫の声などが入っており、癒やしの空間づくりのマストアイテムです。

私は内陸に住んでいるせいか、そういう森林の情景や音に癒やされるのですが、海の近くに住む人は、むしろ海の情景や波の音に癒やされるようです。それぞれ自分が最も癒やされる環境に近い所に身を置けるように工夫してください。

もちろん、そんなことに気を回す余裕がなければ、そのままでかまいません。

植物の力を借りる

植物にも癒やしの力があります。森の中を歩いていてすがすがしく感じるのは、樹木などが放出している〝フィトンチッド〟の効果だと言われます。フィトンチッドとは「植物から放出される成分の殺菌作用」といった意味ですが、人をリラックスさせ、精神を安定させる効果があるそうです。ですから、木々のある場所に出かけ、そこで深呼吸などのセルフケアをおこなえば、効果をより高めることが期待できます。

フィトンチッドの効果だけでなく、鳥のさえずりや小川のせせらぎなどにも癒やされる森林浴は、ぜひお勧めしたいリラックス方法です。

森林浴に出かける余裕のない方は、部屋の中に観葉植物やお花を置くのもいいでしょう。

妊娠中、授乳中の女性への注意

妊娠中のセルフマッサージは軽めに

産前産後の女性の多くが、首・肩・背中・腰の痛みや脚のむくみ、さらには心のストレスを訴えます。妊娠中は、それまでの自分の心と身体が経験しなかったような状態になるものです。そういう状態がストレスにならないように、音楽を聴きながら、リラックスして過ごしてください。

大きなお腹が、腰をはじめとする身体全体に大きな負担をかけます。そのため、お腹が大きくなるにつれて、どうしても反り腰になります。妊娠後期には、脚もむくみがちです。その対策として、セルフマッサージはとても有効です。

ただし、妊娠中のセルフマッサージは、軽めにおこなってください。くれぐれも無理は禁物です。

妊娠中にしてはいけないセルフケアは明記していますので、絶対に守ってください。また、主治医の許可も必ずとるようにしてください。

産後ケアはとても大切

産後のケアの大切さが、近年ようやく理解されるようになってきました。産後は精神的に不安定になる、いわゆる「産後うつ」になる方が多いのです。つらさが大きければ、一人で我慢したり悩んだりせずに、誰かに相談しましょう。

産後うつを防ぐためにも、産後のセルフケアはお勧めです。

なにより産後は身体が凝りやすいので、ぜひ積極的にセルフケアをしてください。

産後は赤ちゃんを抱いたり授乳するため、首が痛くなったり背中が凝ったりしがちです。また、乳房が張る痛みのために首や背中がカチカチになっているのに、気づいていない方が少なくありません。母乳も血液でできているのです。ですから、凝りをほぐして血流を良くすることは、母乳の分泌を促進することになります。赤ちゃんを抱きながらの授乳は大変ですが、背中のストレッチ（91ページ）は、母乳の分泌を促進します。

ストレッチとセルフマッサージの実際

①深呼吸

ストレッチでもマッサージでも、始める前に必ず深呼吸をします。

肋骨の下のあたりに手を当て、お腹が膨らんだり凹んだりするのを確認しながらやりましょう。

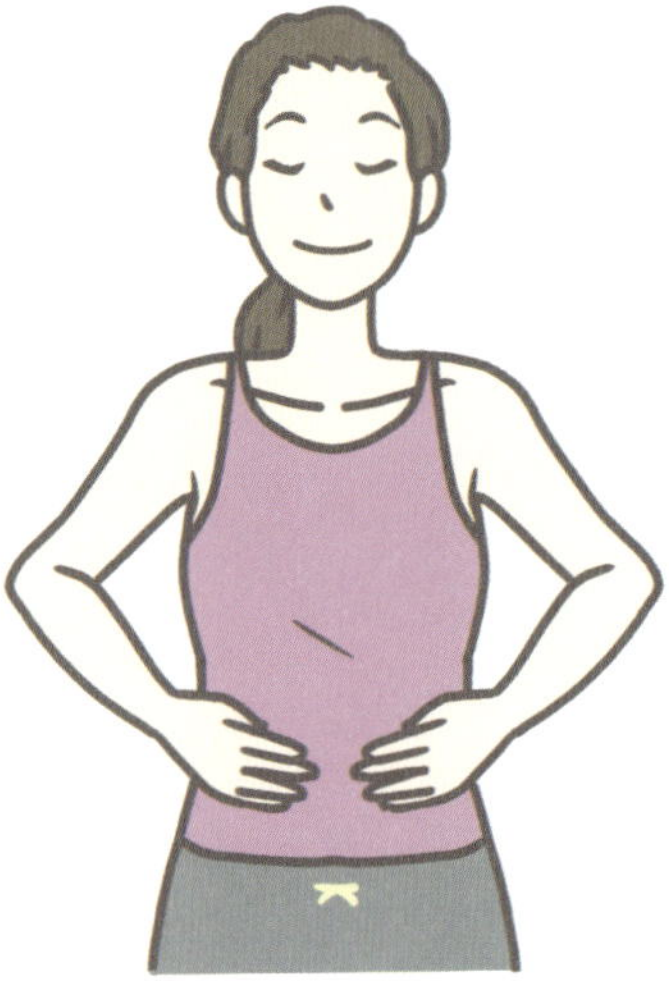

横隔膜をしっかり上下させます。

ストレッチとセルフマッサージを始める前に

妊婦さんは必ず係りつけの先生に許可をもらったうえで始めるようにしてください。

一般の方も無理な動きはしないことを守ってください。

②筋《きん》弛《し》緩《かん》法

ストレスで身体がこわばると自分で筋肉を緩めることが難しくなります。そんなときには、筋弛緩法が効果的です。弛緩と言っても、ただ力を抜くのではありません。一度緊張させてから緩めることが大切です。緊張と弛緩を繰り返すことで、リラックスが深まります。

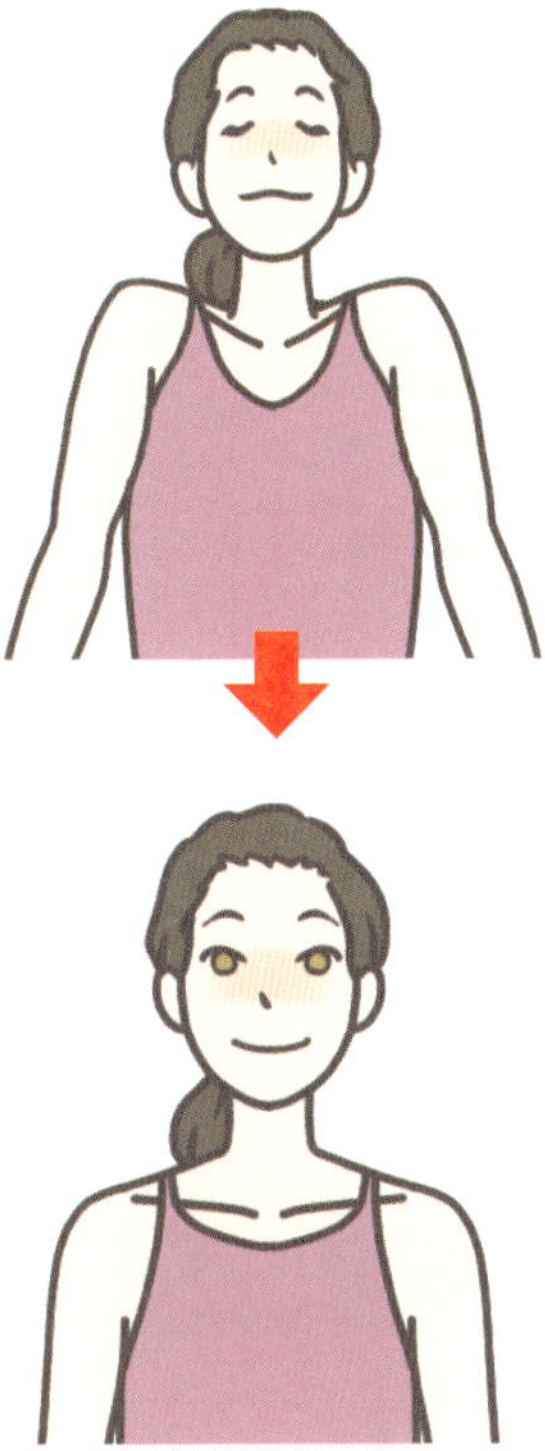

①足を腰幅に開いて立ちます。腕の力を抜いて、息を吸いながら肩を耳につけるように、肩を上げます。息を吸いきったら、肩をストンと落とし、息を吐きます。これを3～5回繰り返します。

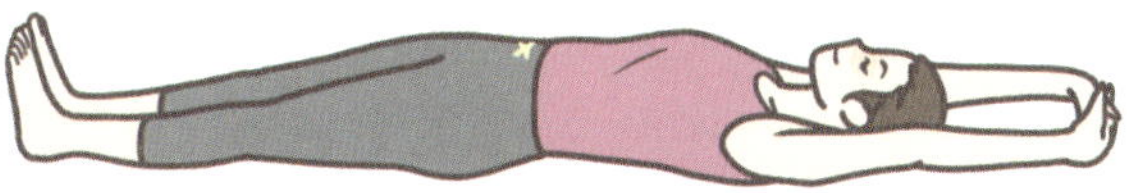

②寝ながら筋肉を緩めるには、仰向けで手を組んで上に伸ばします。かかとを突き出し、息を吸いながらしっかり上下に伸び、脱力します。これなら朝起きてすぐ、ふとんの上でもできます。

③全身のリラックスとリセット

ストレッチポールがあればいいのですが、なければ大きめのバスタオルやタオルケットを丸めて代用します。その上に10分ぐらい寝てみましょう。目を閉じて、力を抜いて寝るだけです。それだけで胸が開いて筋肉が緩み、呼吸が楽になります。肩周りや腰周りの筋肉も緩むので、凝りの改善も見込めます。背骨も緩んで姿勢が整います。ストレスの軽減にも役立ちます。

※妊婦さんは、やらないでください。

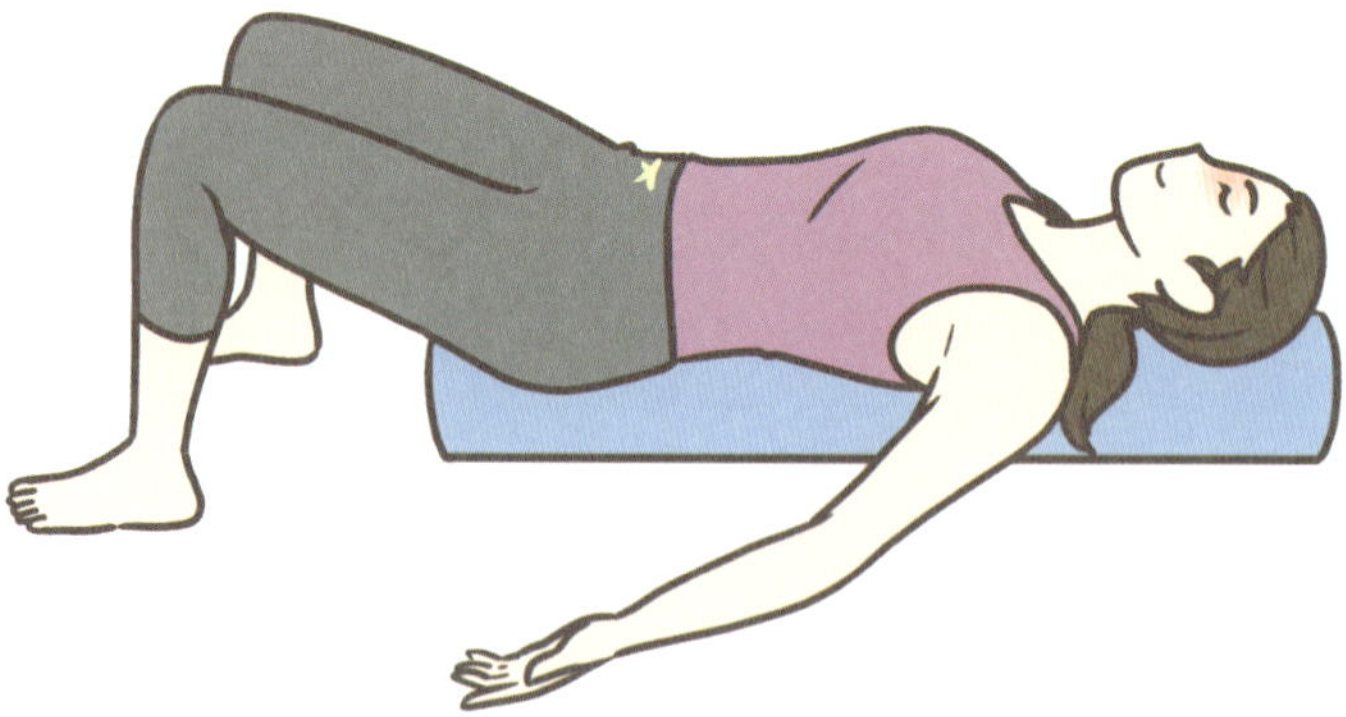

知っておきたい筋肉❶

頭部の筋肉

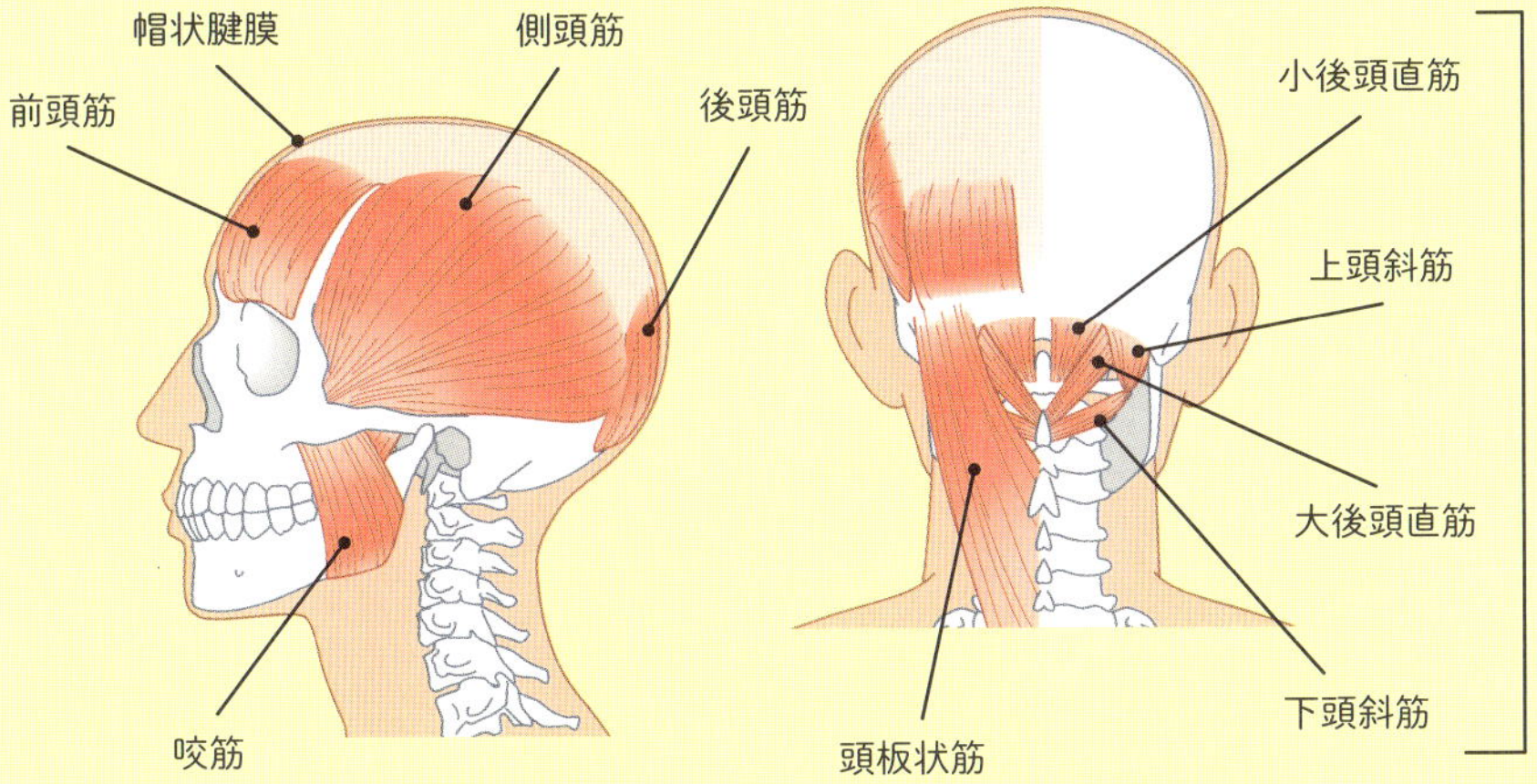

●側頭筋（そくとうきん）

耳の上にある側頭筋は頭蓋骨から顎の骨にかけて付いている筋肉で、歯を噛みしめるときに使われます。深層にありますが、こめかみの後ろに指を当ててから歯を食いしばると、ピクピク動くのが感じられます。

緊張したり集中したりすると、無意識のうちに側頭筋に力が入って歯を噛みしめてしまいます。

側頭筋をほぐすと顔のたるみが解消し、頭痛や目の疲れにも効果があります。

●咬筋（こうきん）

ものを噛むときに使う筋（咀嚼筋）の一つです。ストレスのために歯を強く噛みしめる"噛みしめ癖"があると、咬筋が凝ります（私もストレスを受けると、マウスピースなしで寝られないほど凝ります）。

また、歯ぐきが腫れたり、歯が痛んだりすることもあります。咬筋が張ってくると、エラが張ったように顔が大きく見えてしまいます。

●後頭下筋群

後頭部の下には、首と後頭部に関係する神経が通り、目の神経とつながっています。そのため後頭下筋群がこわばると、後頭部の痛み、さらに目のかすみや痛みなどが起こります。また、目を使いすぎても、後頭部の凝りや痛みにつながります。

④頭部のケア

ストレスを受けて頭の筋肉が硬くなると、目の疲れ、肩凝り、首凝り、さらに頭痛などの症状も現れます。また、おでこのシワ、瞼や頬のたるみ、抜け毛や薄毛、髪のパサつきなど、美容にもマイナスに響きます。

目の疲れ　不眠　肩凝り　自律神経失調症

＊頭頂部の刺激

頭皮の血行を良くすれば、頭の筋肉が硬いことで起きた不調が改善します。目の疲れ、不眠、肩凝りなどのほか、自律神経失調症の人に特にお勧めです。

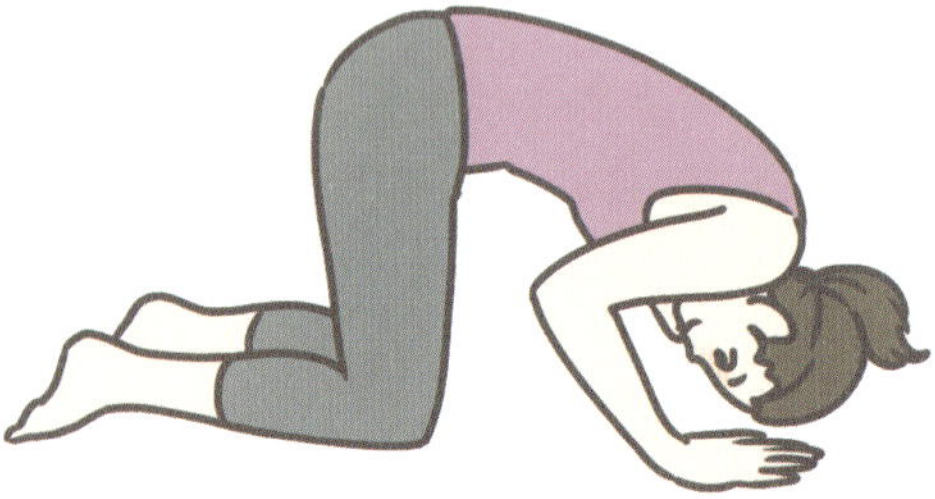

四つん這いになり、頭頂を床につけ、お尻を上げて、頭のてっぺんを刺激します。頭皮の血行が促進されます。東洋医学で「百会《ひゃくえ》」と呼ぶツボを刺激しており、頭皮の血行促進に大きな効果があります。なお、頭はどこを触っても気持ちいいので、ガシッとつかんで頭皮を動かすように回し揉んだり、指を上下に動かしたりしましょう。
※妊婦さんは、「百会」を刺激しないようにしましょう。

目の疲れ　頭の疲れ　肩凝り　首凝り

＊前頭部のマッサージ

寝る前におこなうのが効果的で、翌朝は頭がスッキリして、目がパッチリするでしょう。

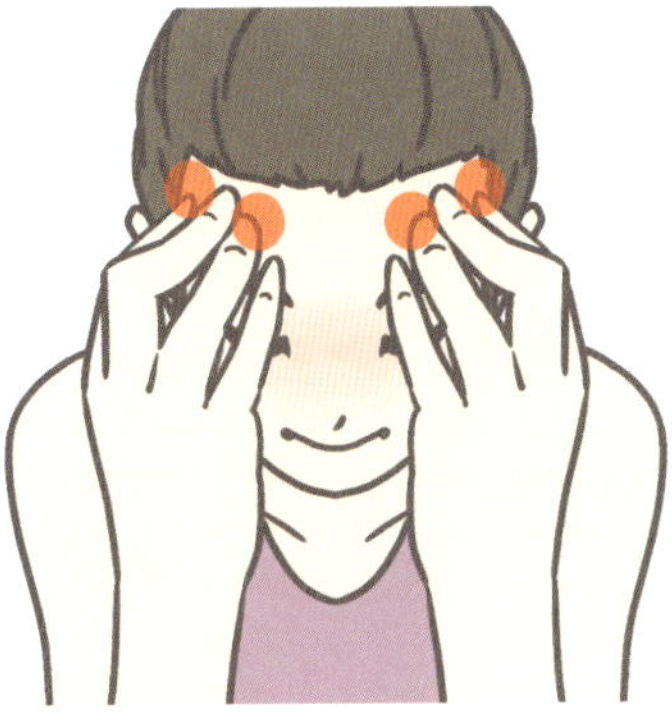

親指以外の四指をおでこに押し当て、円を描くように、気持ちのいい強さでほぐします。そのまま頭頂まで進んでいきます。

頭痛　肩凝り　目の疲れ　噛みしめ　ストレス　頭の凝り

＊側頭部のマッサージ

耳の上あたりを触って食いしばると、動く部分があります。そのあたりで硬いところを見つけて、指の腹で押しながら、円を描くように動かします。ここが緩むと、フェイスリフトの効果も絶大です。ただし、片頭痛のときには揉むと逆効果な場合があります。

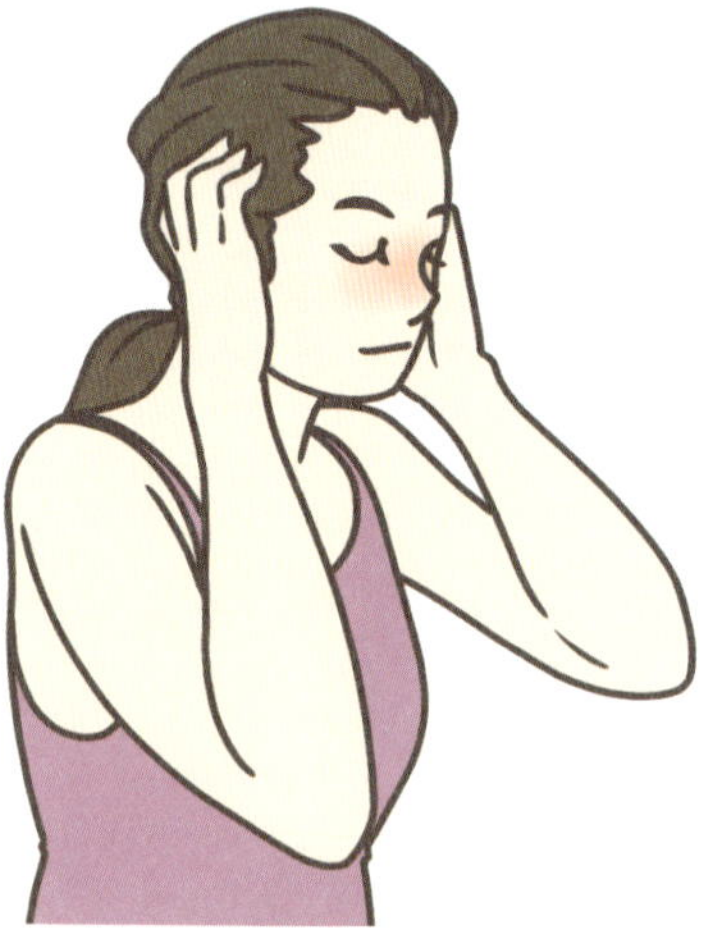

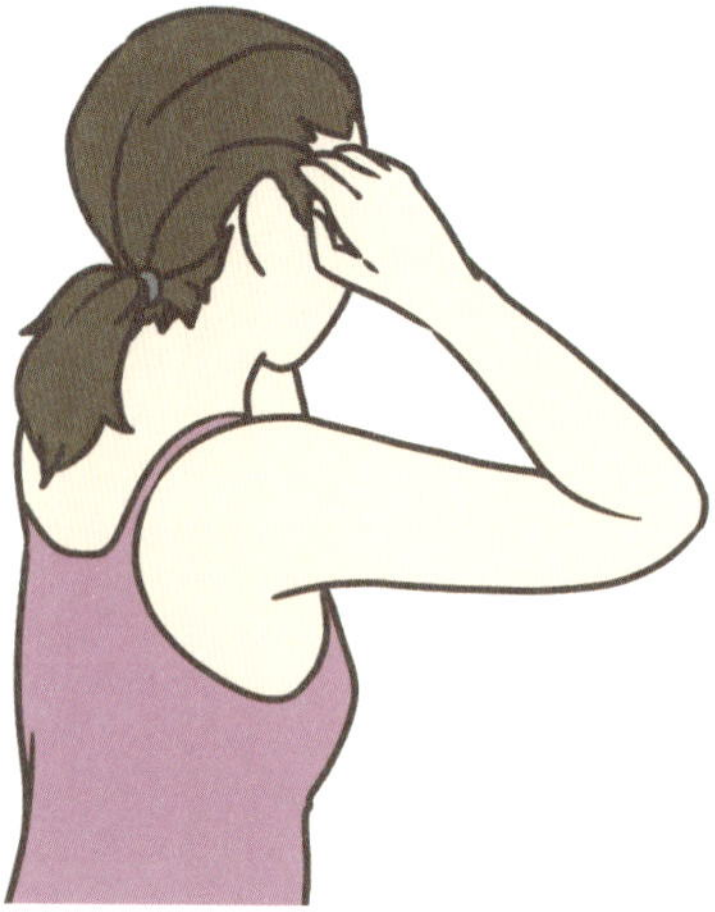

①耳の上あたりに親指以外の四指を当て、円を描くようにマッサージします。硬いコリコリしたところを念入りに、小さな円を描いてほぐしていくか、指の関節を使ってグリグリ押しながらほぐしていきます。

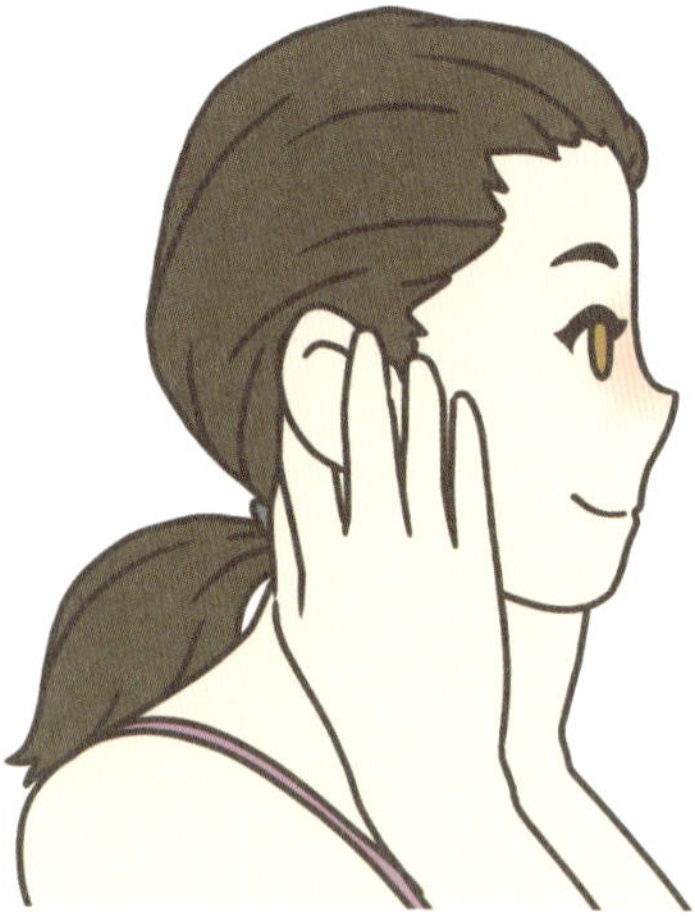

②耳を人差し指と中指で挟み、耳の周囲の筋肉をほぐすように上下にしごきます。

耳を揉むのもいいでしょう。耳の下には唾液を分泌する耳下腺があり、耳の周囲にはリンパ節（細菌、ウイルス、腫瘍細胞などがないかをチェックし、免疫機能を発動する場所）がたくさんあります。簡単に言えば「耳にはいろいろなツボが集中している」ということで、そのため耳を揉むと血流が良くなります。

耳とともに、首や顎の周囲をマッサージすると、血流が良くなってむくみの解消になります。顔が若返ったような印象になるので、ふさいでいる気持ちも明るくなるでしょう。

頭と目の疲れ

＊後頭部のマッサージ

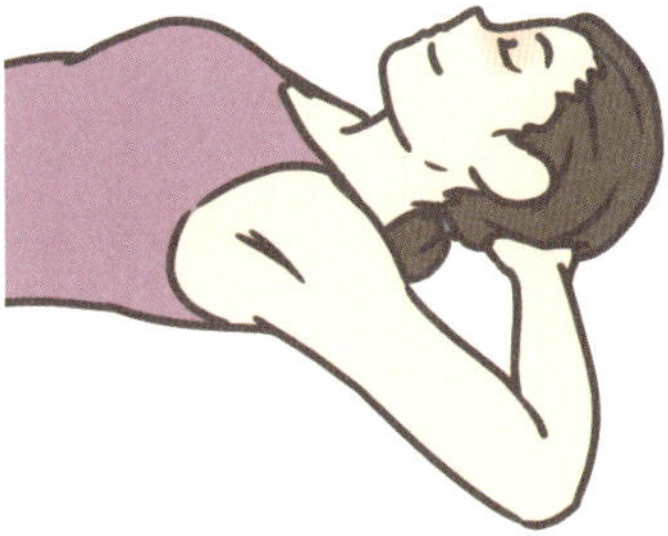

仰向けになり、人差し指と中指を後頭筋に当て、頭の重みを利用しながら、気持ちいいところを探ってください。見つけたら、数秒間押圧します。

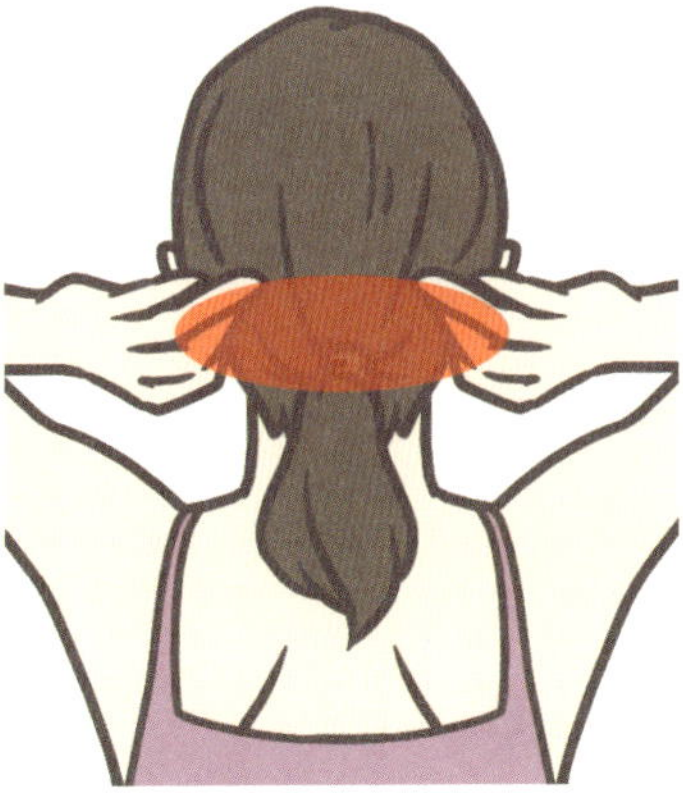

このあたりを押さえます。

＊首と後頭下筋群のマッサージ

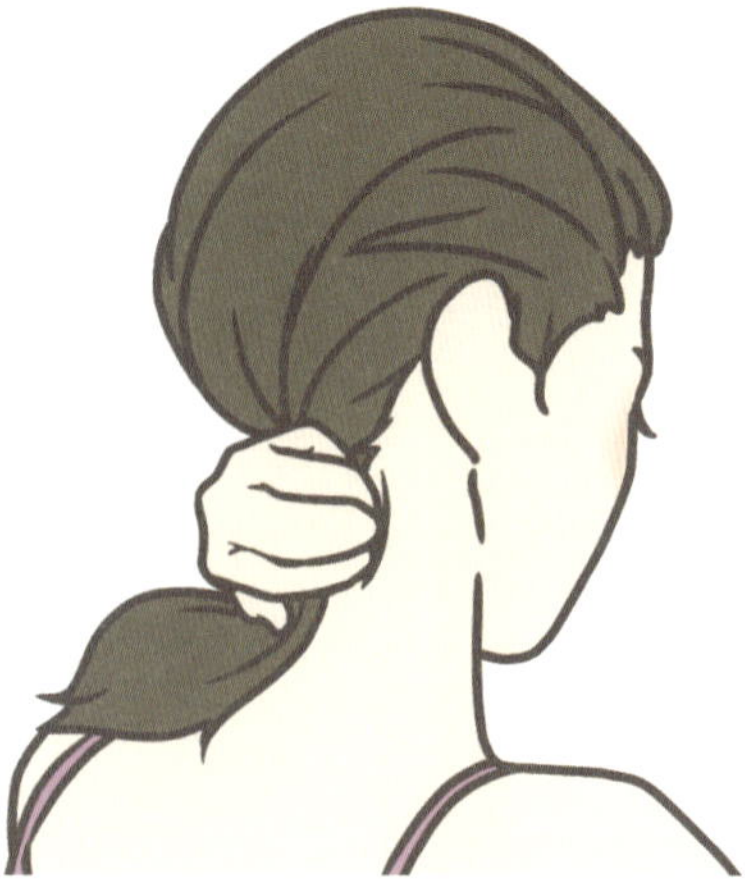

①左手を首の後ろから回して、人差し指か中指の腹で、硬く張っているところを押します。指を曲げるようにして押すと、痛いところに当たりやすくなります。押しているときは、できるだけ大きく息を吐きましょう。

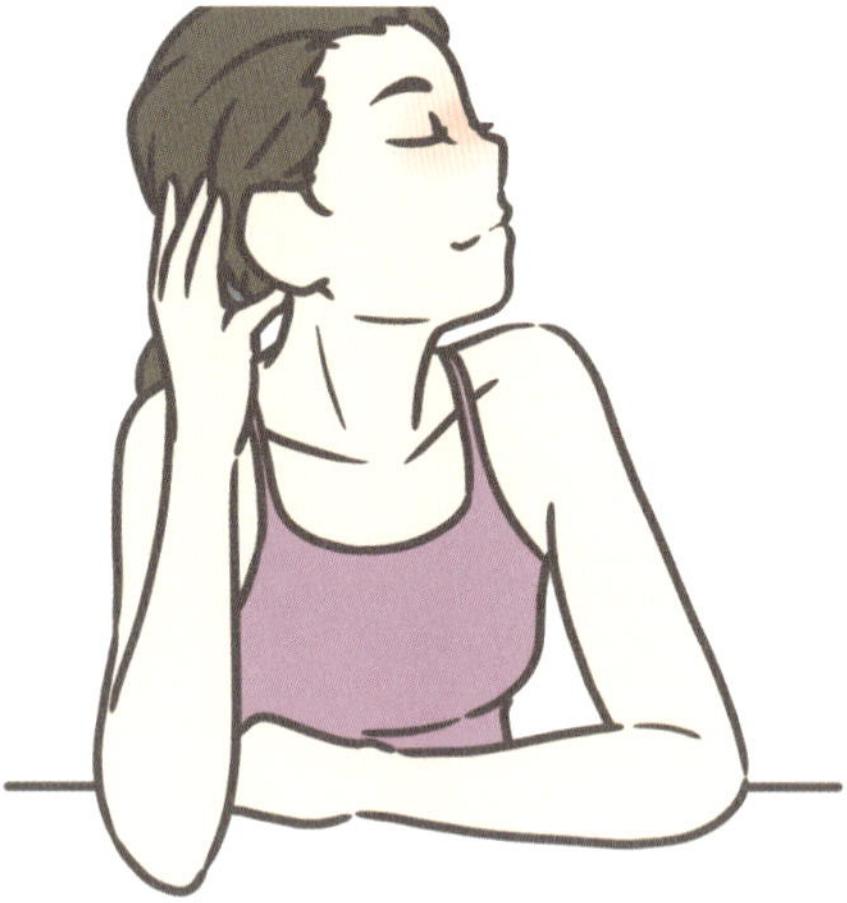

②机にひじをついて、親指を後頭部の下の硬いところに押し当てて、頭の重みを利用しながら首を後ろに倒し、指に押しつけます。

⑤咬筋をほぐす

＊咬筋の筋膜リリース

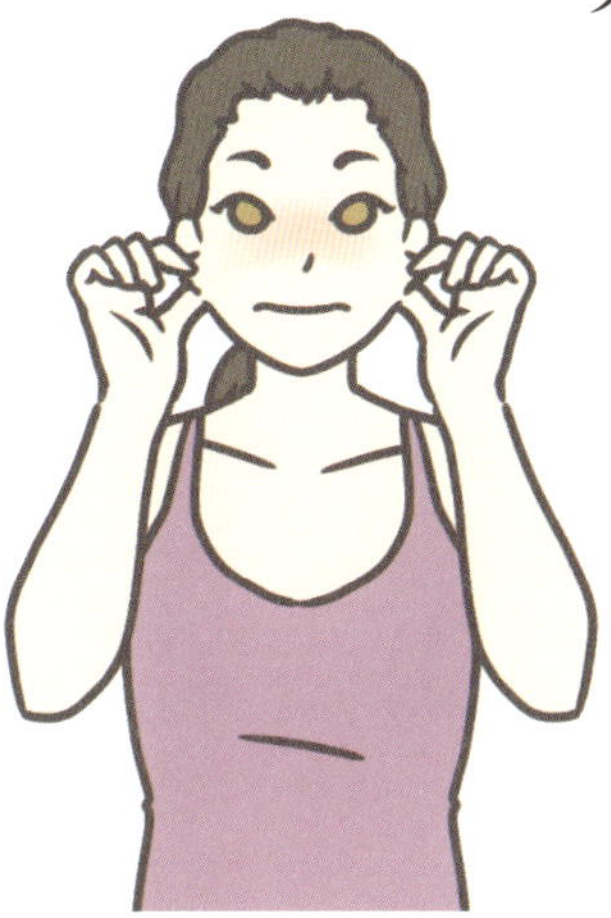

①咬筋の上の皮膚をつまんで、四方八方に引っ張ります。あらゆる方向に、ゆすったり回したりしてください。痛さに驚くかもしれませんが、痛いけれども気持ちいいという強さで、少しずつほぐしていきましょう。

＊咬筋のマッサージ

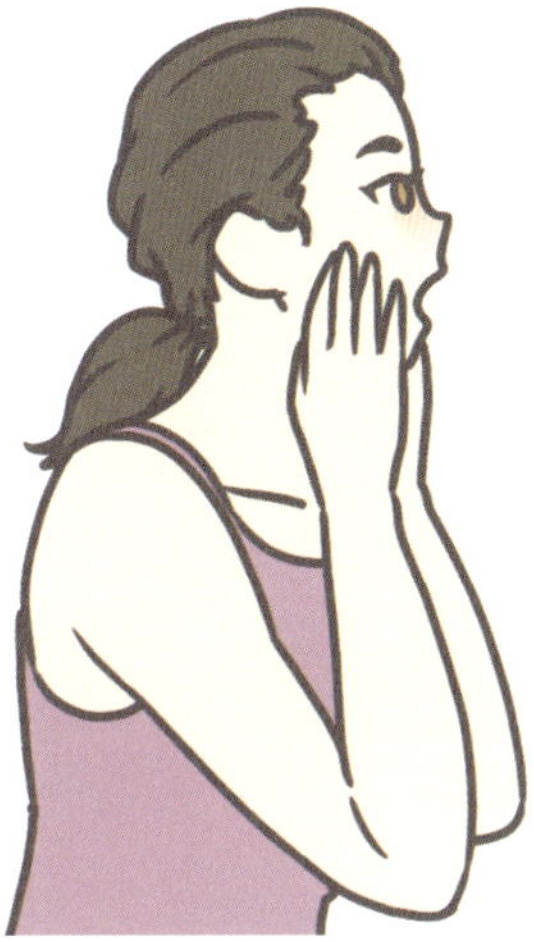

②頬骨のすぐ下から顎のほうにかけて、硬いところを探します。イタ気持ちいい強さを目安に、中指か人差し指を少し奥まで入れて、グリグリしているところの中心を押しながら小さな円を描くか、数秒間押圧し続けます。グリグリの場所がわかりづらければ、口を開けるとわかりやすくなります。

脚のむくみ　背中と肩の凝り

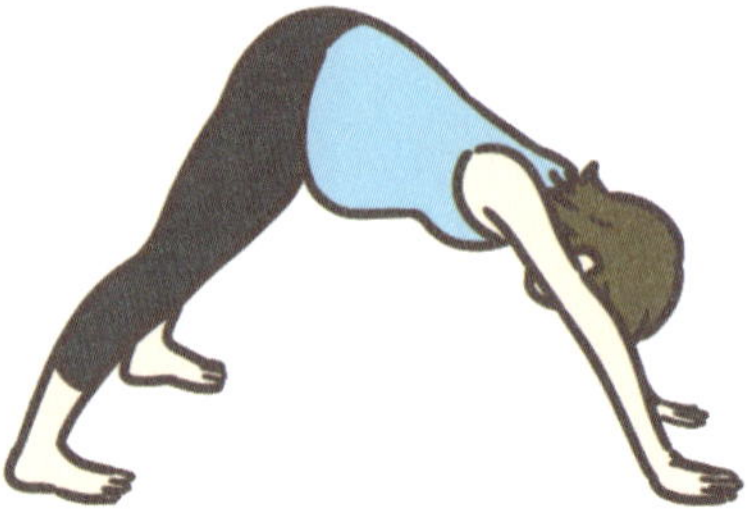

四つんばいの姿勢から吐いてお尻を上げ、背中と脚の裏側全体を伸ばします。妊婦さんの脚のむくみや凝りにも効果があります。

目の疲れ

⑥目のツボ押し

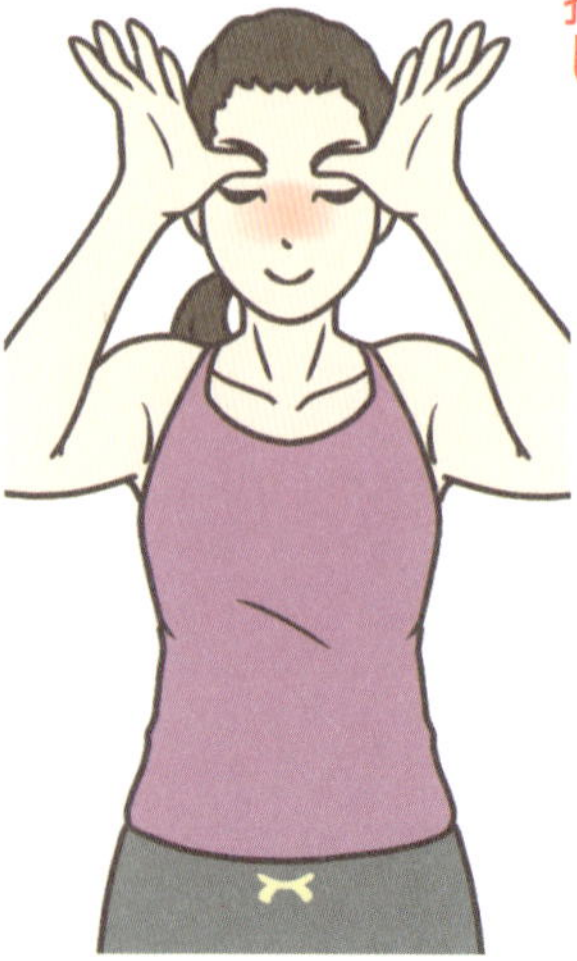

目の周囲には、目の疲れを軽減したり、目元のたるみやむくみを解消したりする「ツボ」がたくさんあります。

親指を目のくぼみに押し当て、骨を押し上げるように目頭から目尻のほうまで押圧していきます（1か所につき3秒ほど）。

目の疲れには、ホットタオルとツボ押しが効果的です。ホットタオルで目を温めた後で、人差し指か中指で、ツボを3〜5秒、息を吐きながらじんわりと押してください。

眉毛の周り（80ページ）や頭の筋肉（75ページ）をほぐすのも効果的です。

東洋医学のツボでいう百会《ひゃくえ》、風池《ふうち》、天柱《てんちゅう》、目の真裏や側頭筋など、いろいろなところを、頭皮を持ち上げるようにして両手でほぐします。目の疲れだけでなく、目や顔のたるみが改善されます。悩み事や食いしばりがある人は、痛く感じるでしょう。

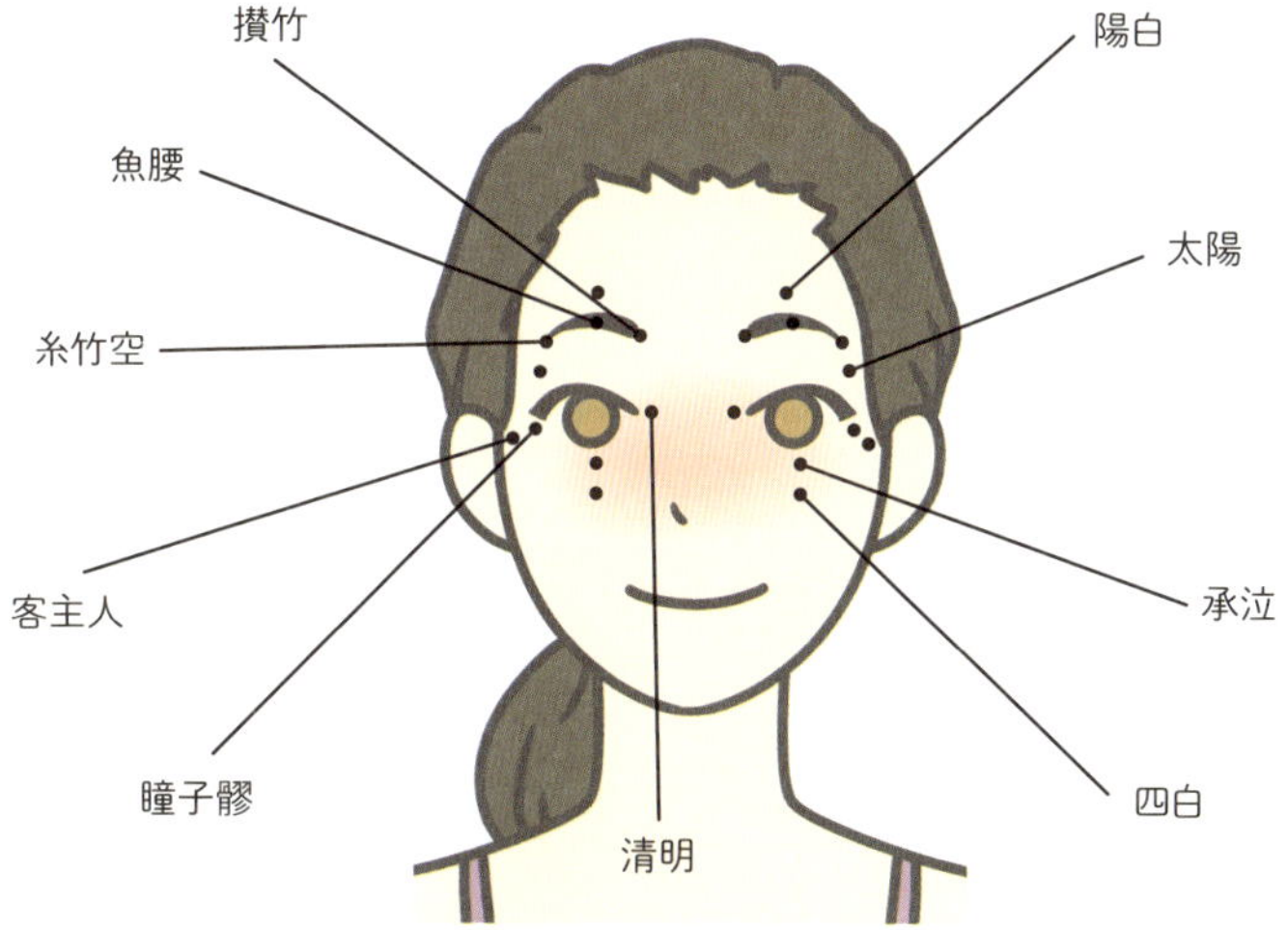

ホットタオルの作り方・使い方

濡らして固く絞ったタオルを電子レンジで温め、ラップで包みます。目の上や首など疲れた筋肉の上に置き、その上からタオルなどで覆うと、温かさが長く持続します。
※このホットタオルは首凝りにも効果があります。

知っておきたい筋肉❷

頭部の筋肉

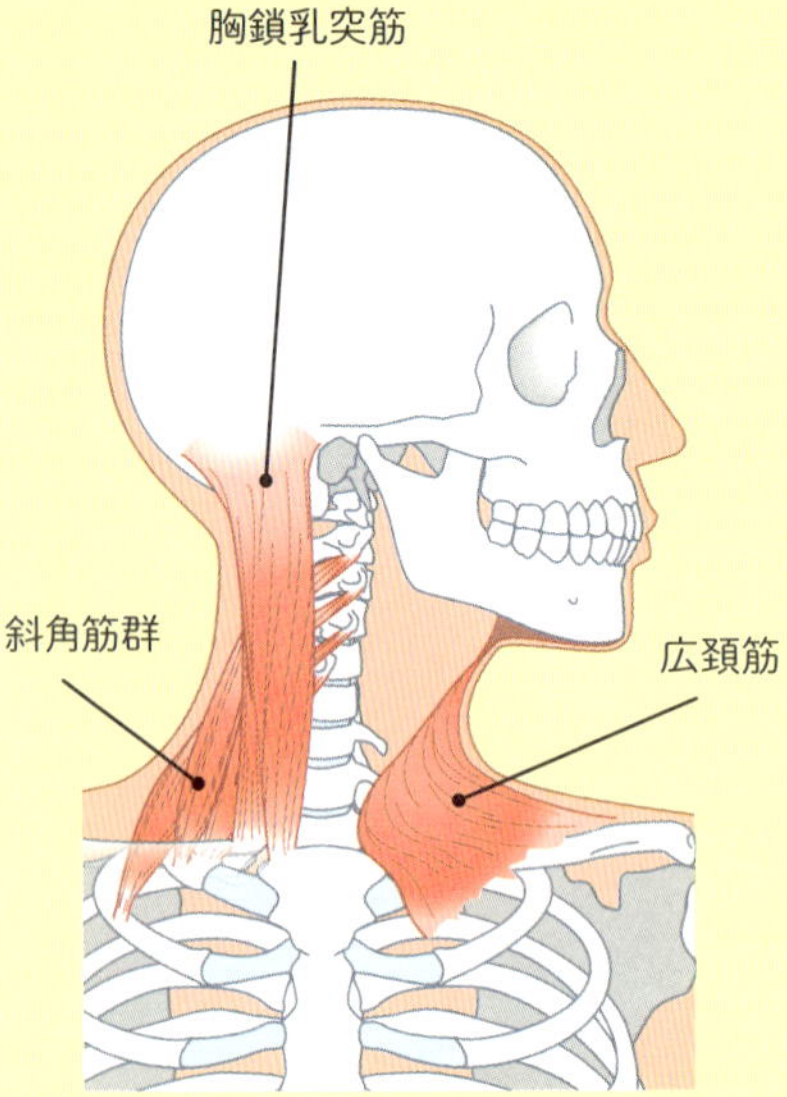

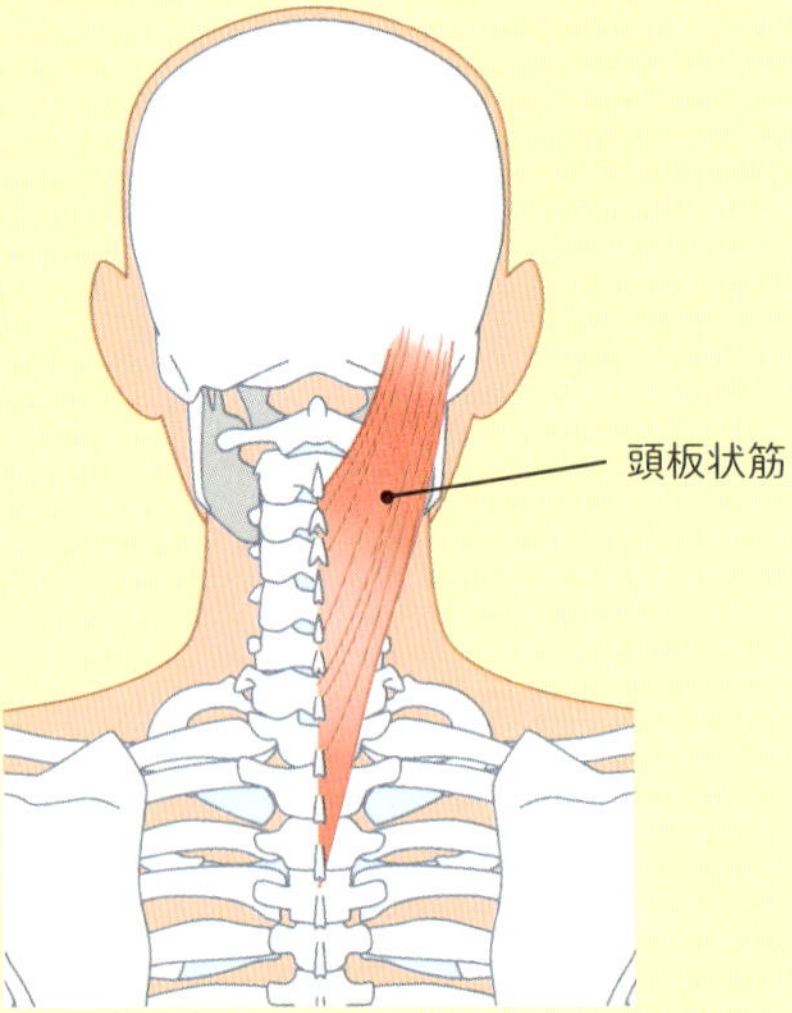

●頭板状筋（とうばんじょうきん）

頭を安定させるために、酷使されています。デスクワークの方や授乳中のママたちなどで、頭痛のある方は特にこの頭板状筋が凝っていることがあります。

●胸鎖乳突筋（きょうさにゅうとつきん）

首の代表的な筋肉の一つで、首の側面にあり、頭を左右にひねったり、横に傾けたりするときに使われます。

胸鎖乳突筋の近くには、多くのリンパ節、リンパ管、血管が集中しています。胸鎖乳突筋が凝ると、リンパの流れが悪くなり、血流も悪化するため、心身に不調が起きます。凝ると頭痛を引き起こし、トリガーポイントも多く発生します。

●斜角筋（しゃかくきん）

胸鎖乳突筋の後ろにある筋肉群です。ここが凝ると、肩凝りや頭痛が起きます。

胸鎖乳突筋、斜角筋、頭板状筋、頭半棘筋は、頭痛の原因になる首凝りと深く関わっています。

⑦首のストレッチ

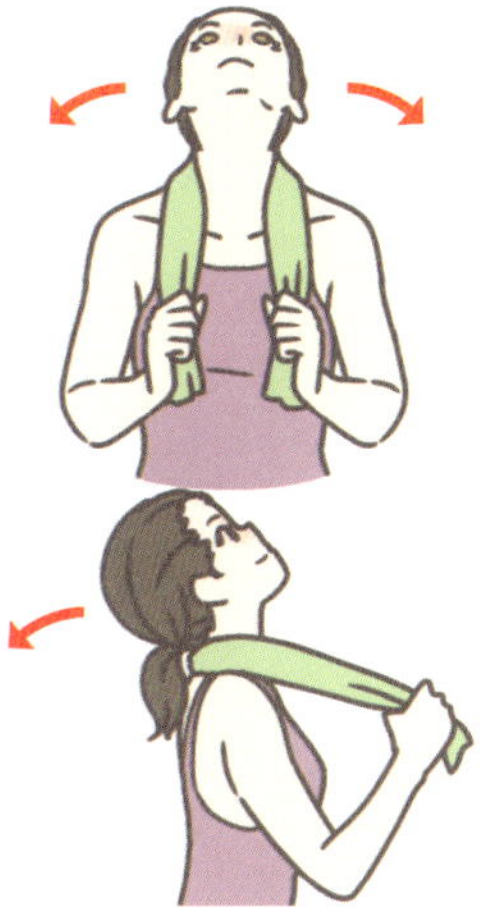

①首にタオルを巻いて、それを支点にして、ゆっくり吐きながら首を後ろ、右、左に倒します。そうすれば、首を痛めずに肩から下を固定して伸ばしやすくなります。首を左右に倒すときは、タオルは首と反対のほうへ引っ張ります。

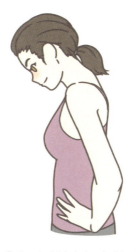

②ゆっくり下を向き、痛くない程度に首の後ろを伸ばします。

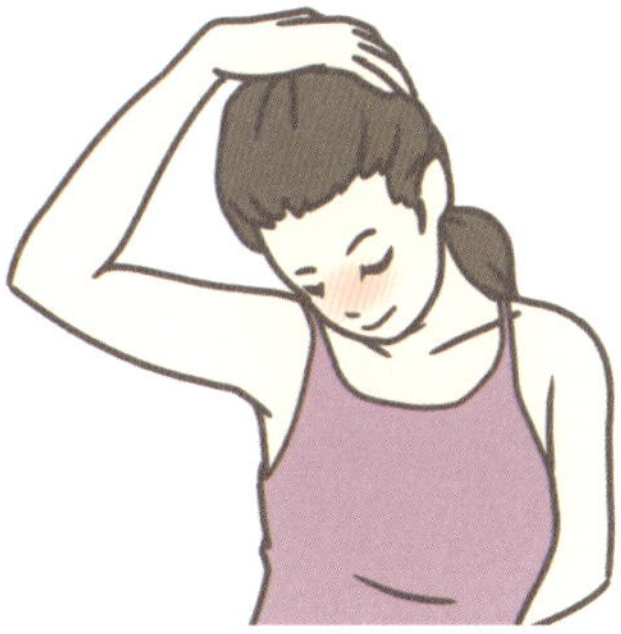

③左手を後ろから腰に巻きつけ、右手で頭の左側を持って、右斜め前に倒します。反対側も同じようにします。

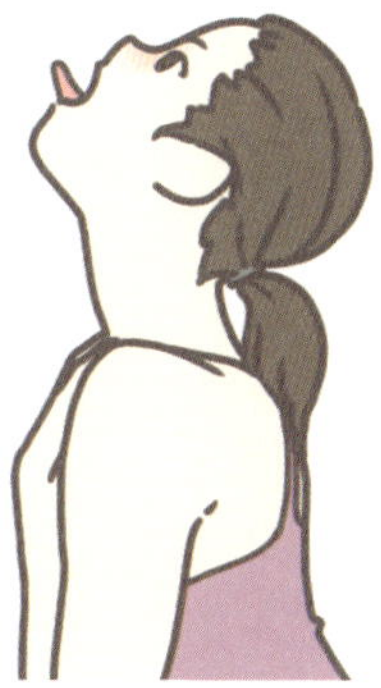

④首の前をさらに伸ばしたい場合は、ゆっくり首を後ろに倒します。このとき手を交差させて胸に当て、胸を押し下げると、のどが伸びます。舌を上に突き出すと、さらに首が伸びます。

⑧胸鎖乳突筋のストレッチ&マッサージ

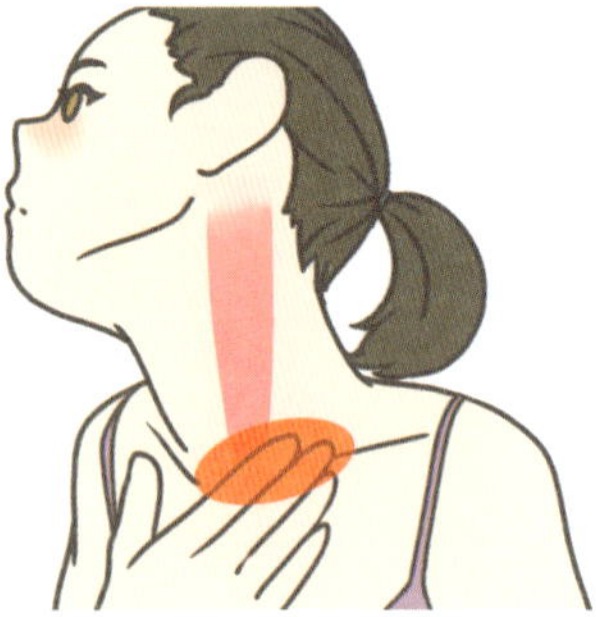

〈ストレッチ〉右手で鎖骨あたりの付着部を押さえて、首を少し斜め右に上げると、左の胸鎖乳突筋のストレッチになります。両側をやりましょう。

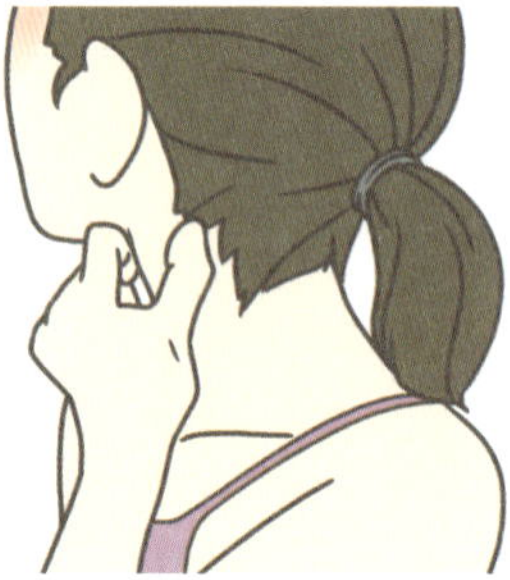

〈マッサージ〉親指と人差し指で、胸鎖乳突筋をしっかりつかみます。硬いところが見つかったら、指の腹で気持ちいい強さで数秒間つまみます。

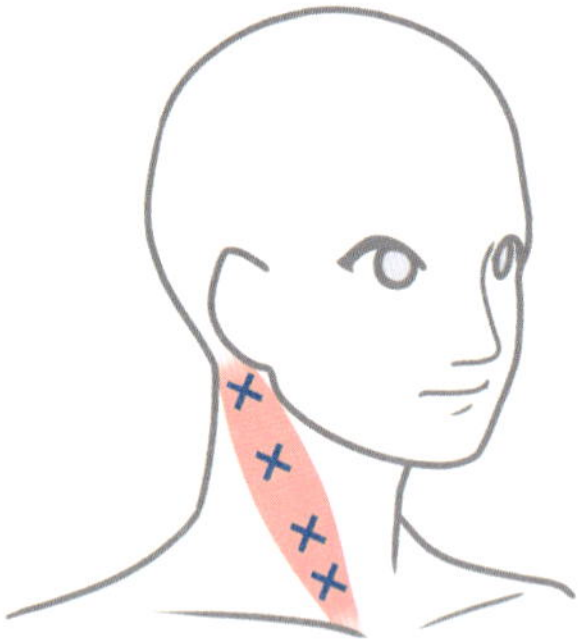

〈マッサージ〉×印がトリガーポイントのできやすいところです。固くなっていたら、そこを指の腹か指先で、数秒間、緩むまで押圧します。

⑨斜角筋

＊斜角筋のマッサージ

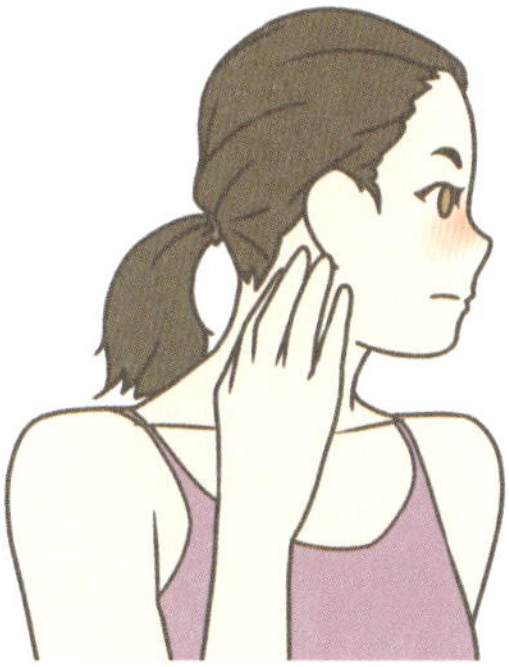

右をほぐす場合には首を左に向けて、人差し指か中指を斜角筋群（82ページ参照）に当てて、押圧します。硬くなったところを感じたら、そこを丁寧にほぐして、指を奥のほうに入れ込んでいきます。両側をやりましょう。かなり硬くなっていたら、その中心を指の先か腹でイタ気持ちいい強さで数秒間押圧してください。

斜角筋の下には腕の神経が通っているので、腕がしびれたら場所を変えてください。

＊斜角筋のストレッチ

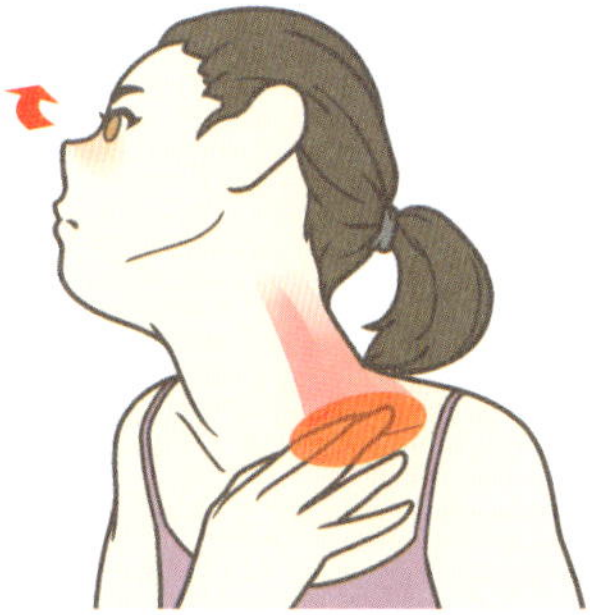

右手で左の付着部をしっかり押さえ、右斜め上を見ます。そこから少しだけ、さらに右に首を動かします。斜角筋がピンと張っているようならOKです。

知ってておきたい筋肉❸

肩甲骨～肩関節の筋肉

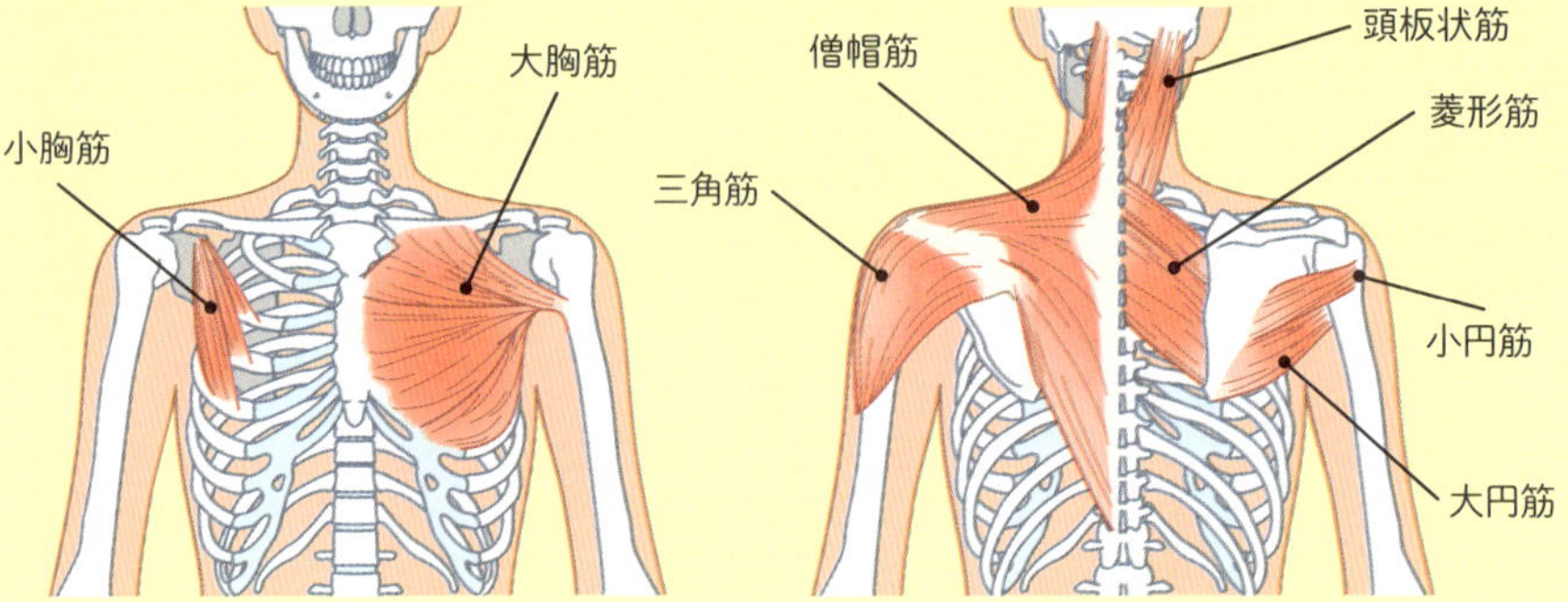

●大胸筋（だいきょうきん）・小胸筋（しょうきょうきん）

胸の筋肉ですが、どちらも肩凝りに影響しているので、ここが緩むと肩凝りの解消に効果があります。姿勢にも影響を及ぼす筋肉でもあります。ここが凝ると、胸の形も崩れてしまいます。

●僧帽筋（そうぼうきん）

肩甲骨を動かしている筋肉で、肩凝りの原因となる代表的な筋肉です。僧帽筋の上部が凝ると、非常に不快な痛みがあります。

●大円筋（だいえんきん）・小円筋（しょうえんきん）

どちらも肩甲骨の表面の下にあり、肩関節の動きに関係し、肩凝りに影響します。あまり聞き慣れない筋肉ですが、肩甲骨にくっついているため、この筋肉にかかる負担は大きいのです。肩凝りの人や腕が上がりづらい人は、ここを押すとびっくりするほどイタ気持ちいいと感じるはずです。

肩甲骨の周辺には、僧帽筋（そうぼうきん）、棘上筋（きょくじょうきん）、菱形筋（りょうけいきん）など、たくさんの筋肉があり、肩凝りと深く関わっています。肩のあたりにはトリガーポイントも発生しやすいので、肩とは反対の手の中指の腹を押し当て、筋線維の奥のほうまで入っていくように、数秒間押圧したり、押さえながら筋線維をゆすったりして緩むのを待ちます。

●菱形筋（りょうけいきん）

肩甲骨に付着している筋肉で、猫背の人は常に引っ張られている筋肉です。肩凝りに影響します。

⑩大胸筋・小胸筋

＊大胸筋のストレッチ

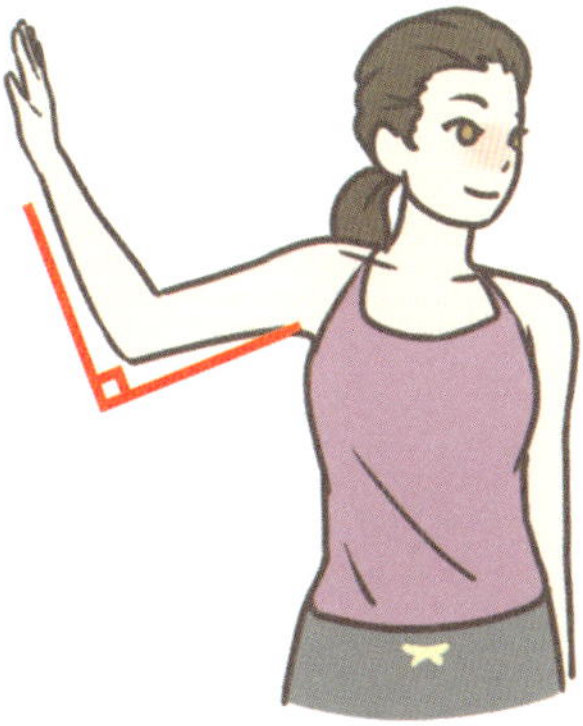

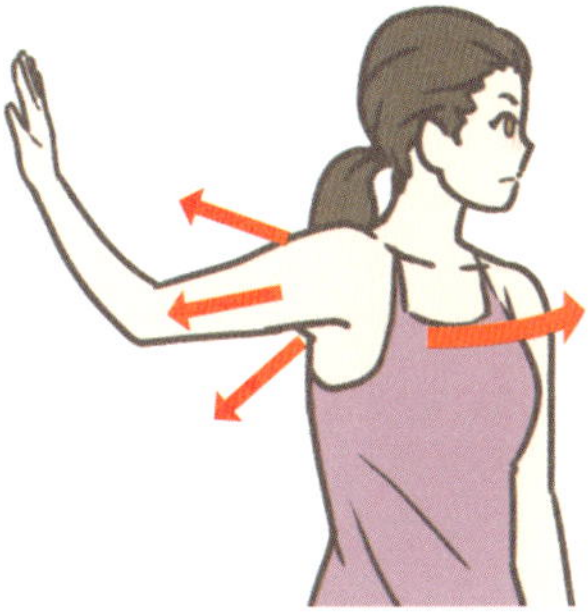

壁に手を当て、ひじと肩が90°になるようにします。そこから、壁に当てている手と反対の方向に体をねじります。矢印の三方向に腕をもっていくことで、胸筋の上部・中部・下部が伸ばせます。

＊小胸筋のマッサージ

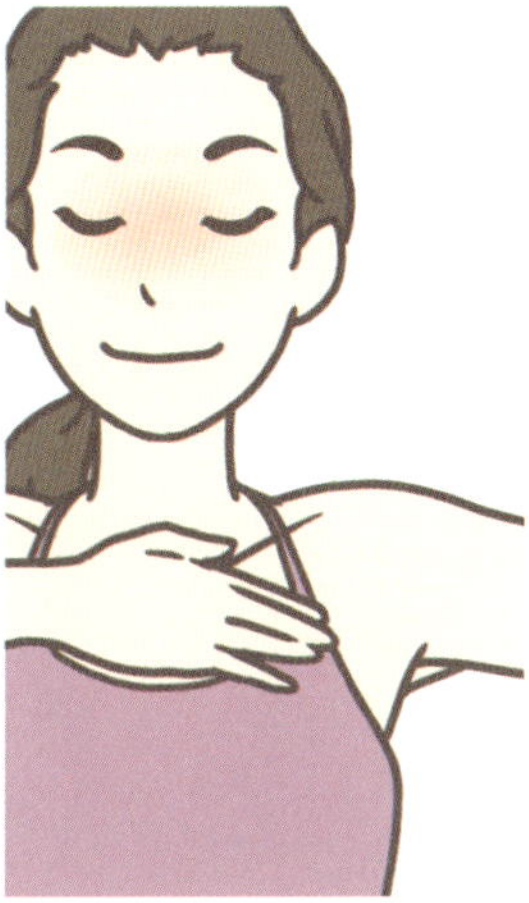

胸とは反対の手の指先で小胸筋の固いところを見つけ、筋線維の中へ指をかき入れるようにほぐします。立っていても座っていてもOKです。

肩凝り　五十肩

⑪小円筋と大円筋のマッサージ

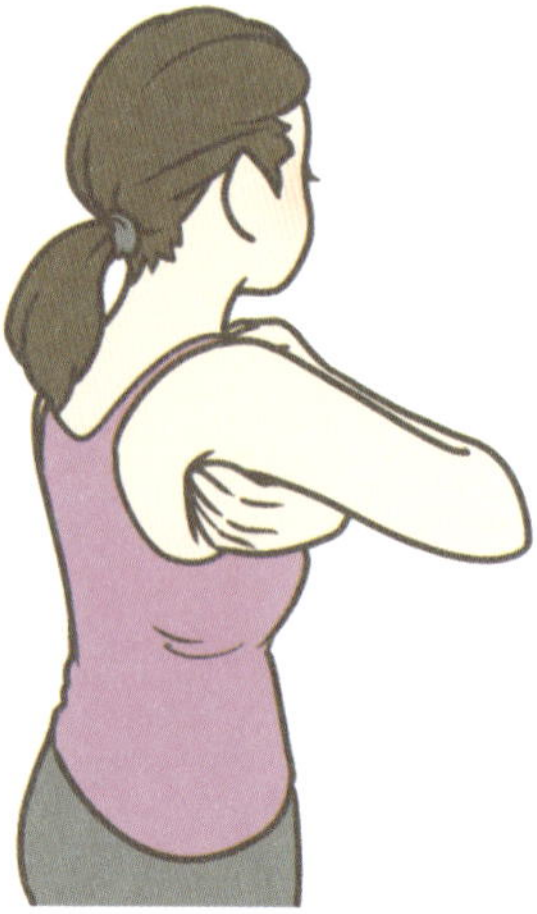

肩甲骨に付着している大･小円筋は酷使されているので、凝っていることにびっくりするかもしれません。

右の場合、左手で肩の上か下から指先でこの筋肉を押さえ、右腕を左に動かすと大･小円筋が伸びて、指が深くまで入り、イタ気持ちいいところがわかりやすくなります。

五十肩にも大変効果があります。

肩凝り

⑫三角筋のストレッチ

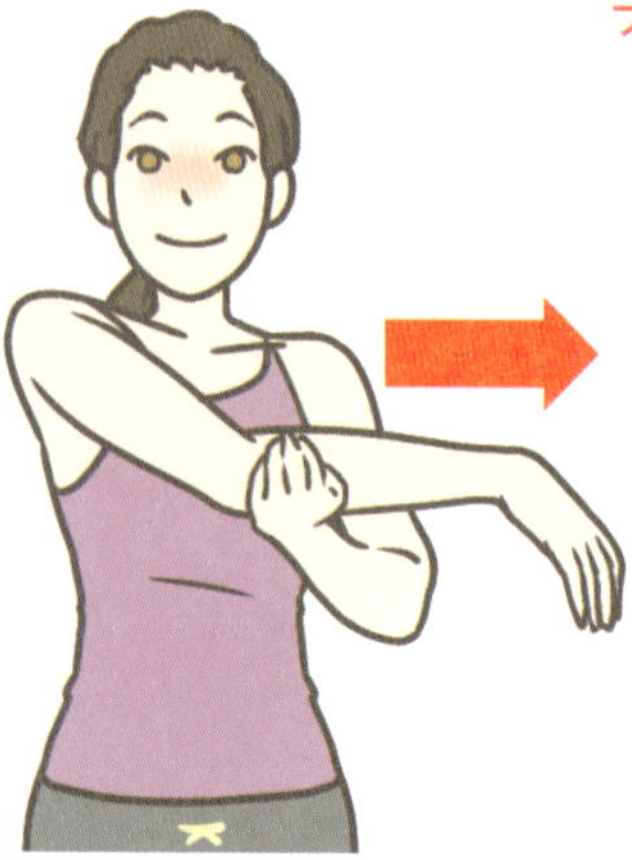

前に出した右手を左手で下から支えるようにしながら、身体のほうへ引き寄せます。

三角筋は肩関節に付着していて負担が大きいので、ほぐすと肩凝りに効果があります。

肩凝り　猫背

⑬僧帽筋の筋膜リリース

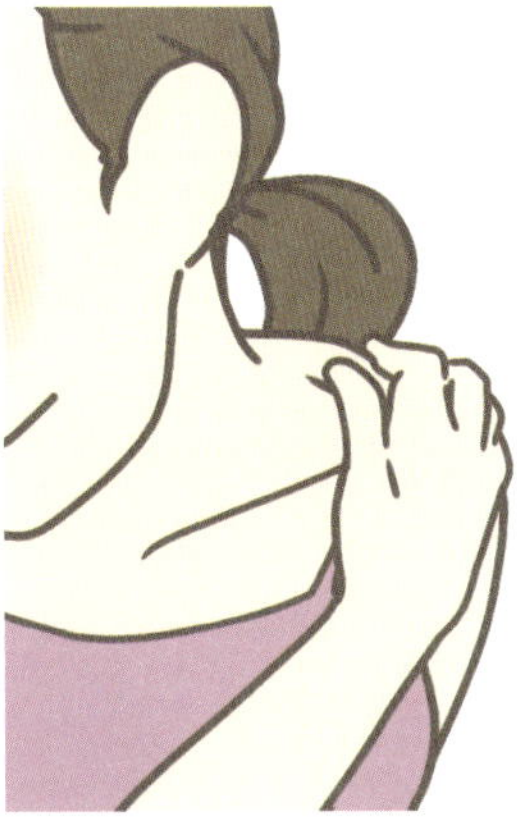

筋肉を覆っている筋膜を引きはがすように、僧帽筋上部を浅くつまんで四方八方に引っ張ります。
人にしてもらうと気持ちよく感じます。

肩凝り　猫背

⑭僧帽筋の動的ストレッチ

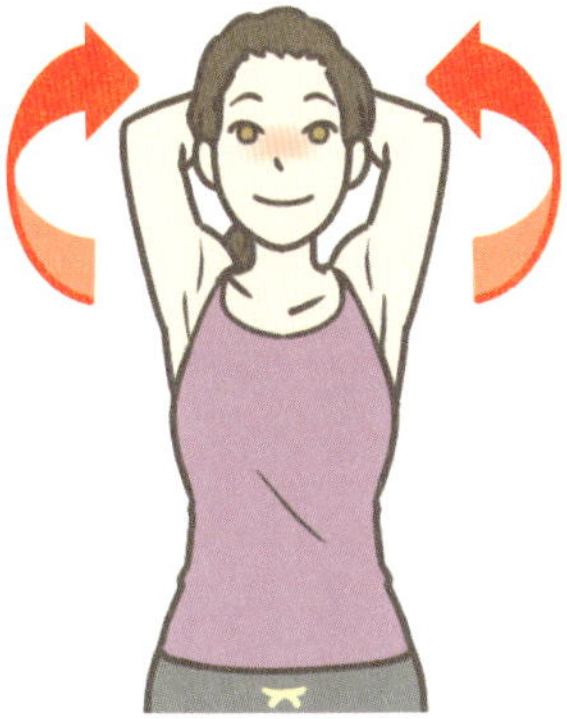

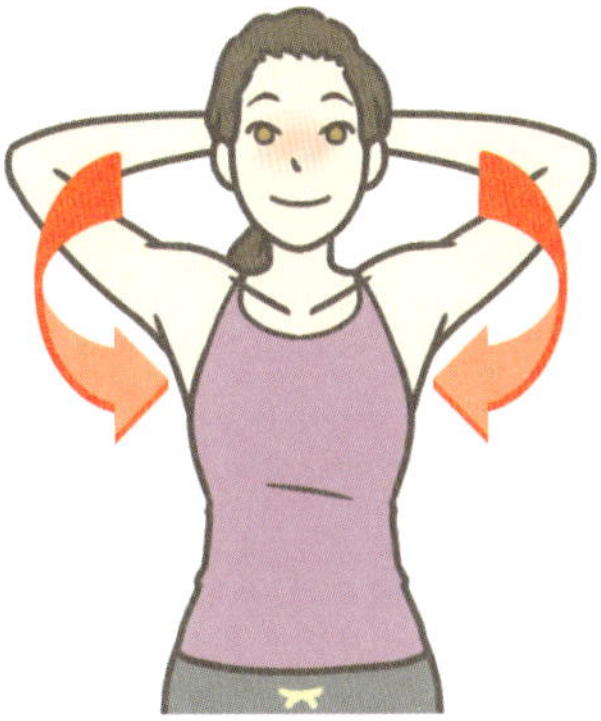

頭の後ろで手を組み、腕を開閉して肩甲骨を5～10回動かします。

知っておきたい筋肉❹

全身の筋肉

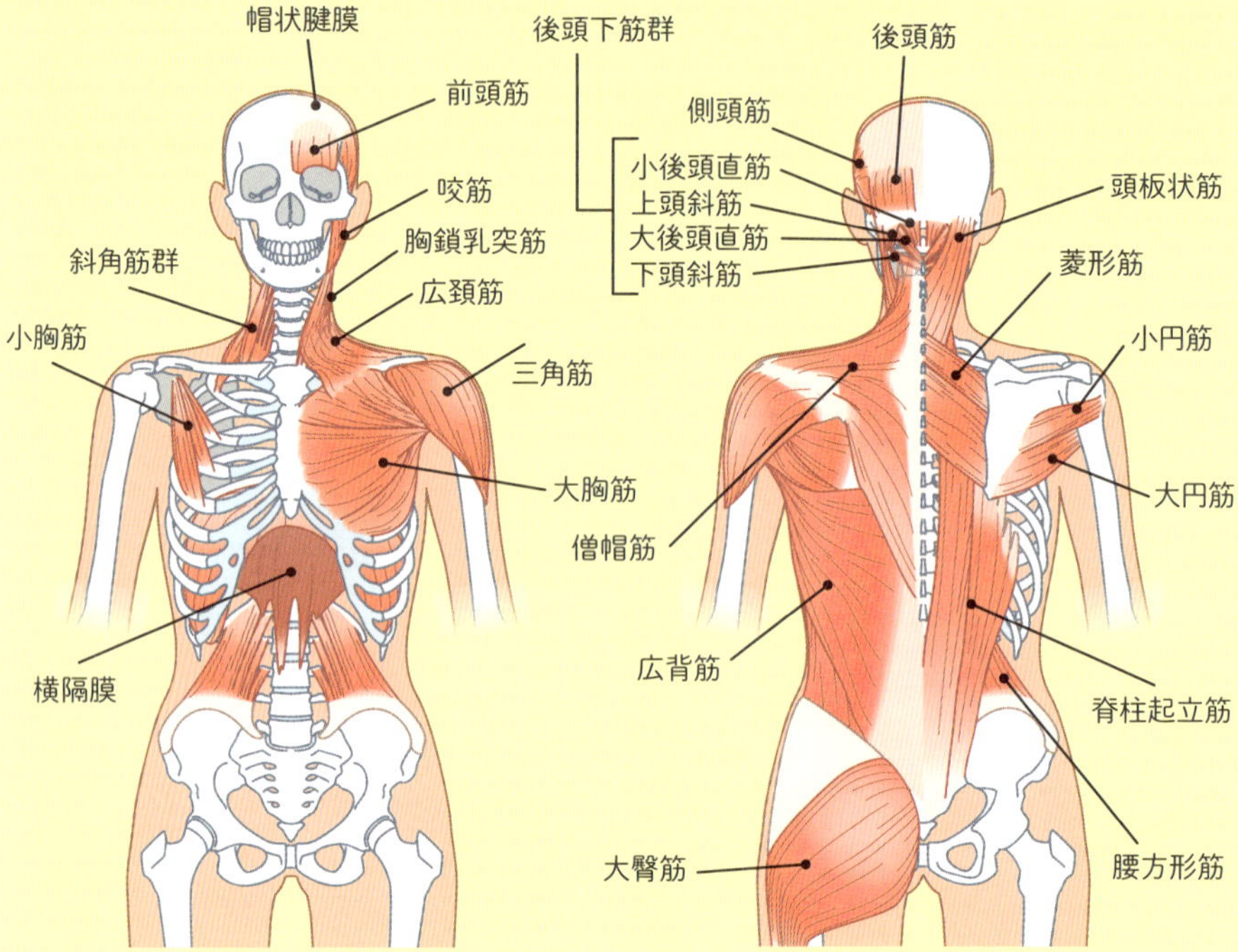

●広背筋（こうはいきん）

広背筋が凝ると、姿勢の左右差を生じさせたり、猫背になったりします。そして、肩凝りや背中の痛み、腰痛の原因になります。

●大臀筋（だいでんきん）

お尻の最も表面の筋肉で、歩行や日常生活の動作に関与します。お尻の筋肉は何層にも重なっていて、かなり凝っている場合があります。腰痛の原因になることがあります。

●脊柱起立筋（せきちゅうきりつきん）

首から骨盤までの背骨に沿った長い筋肉なので、姿勢の保持や日常生活をするうえで大きな働きをします。この筋が使われなくなると、腰痛や猫背になります。

⑮背中のストレッチ1

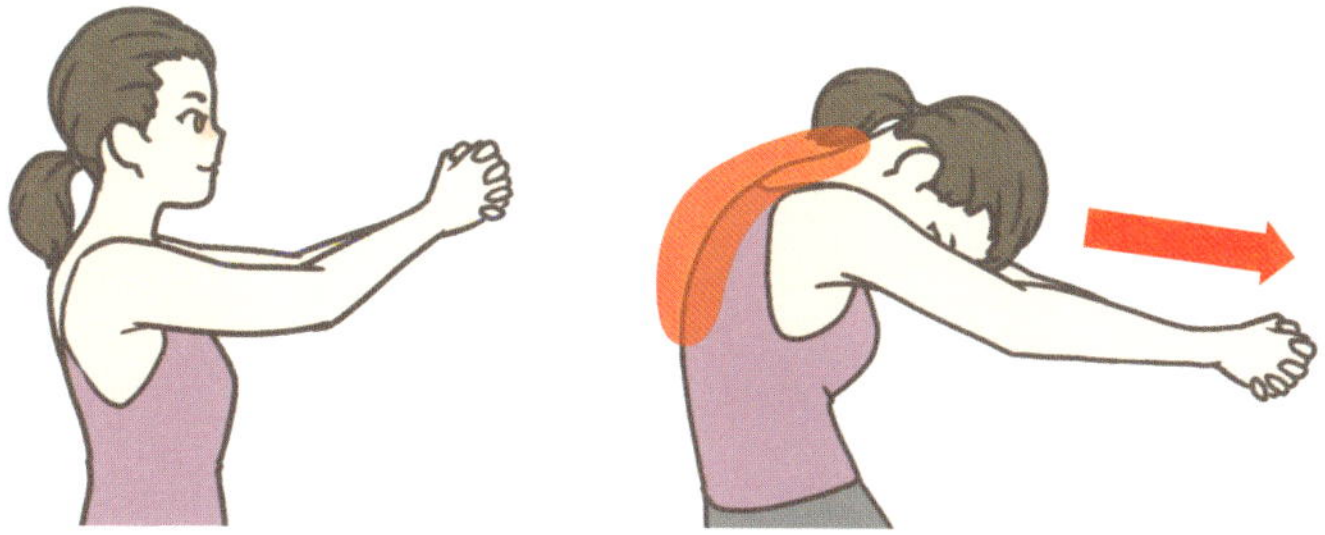

①立って(座ってもOK)、手を胸の前で組み、斜め下に腕を伸ばし、息を吐きながらおへそを見るように背中を丸めます。息を吸いながら、背中の筋肉を緩めます。これを数回繰り返します。僧帽筋中部、菱形筋、脊柱起立筋に効きます。

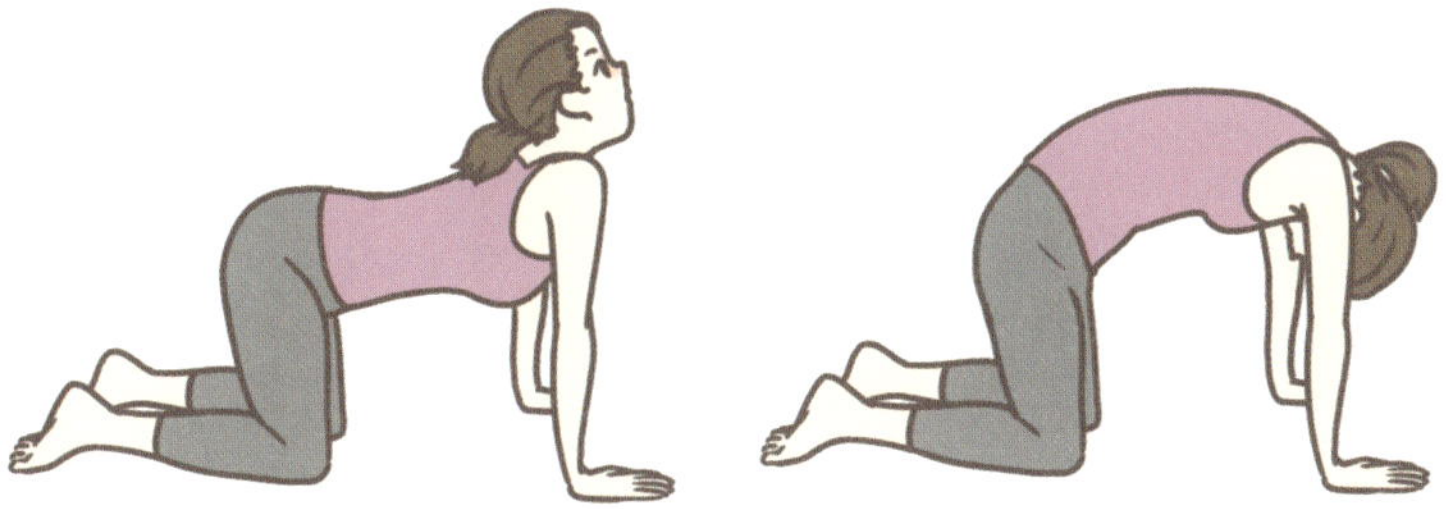

②妊婦さんは立つと安定しないので、こちらのポーズでやりましょう。
　四つん這いのまま、息を吸いながら背中をそらし、吐きながら背中を丸めます。背中の筋肉が伸び縮みします。肩甲骨を離したり寄せたりすることを意識しましょう。

肩凝り　背中の凝り・痛み　腰痛

⑯背中のストレッチ2

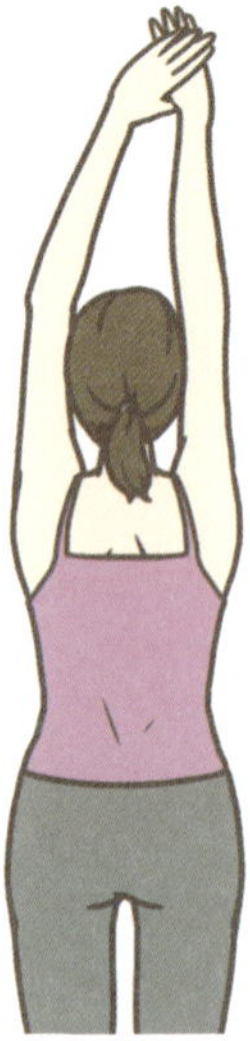

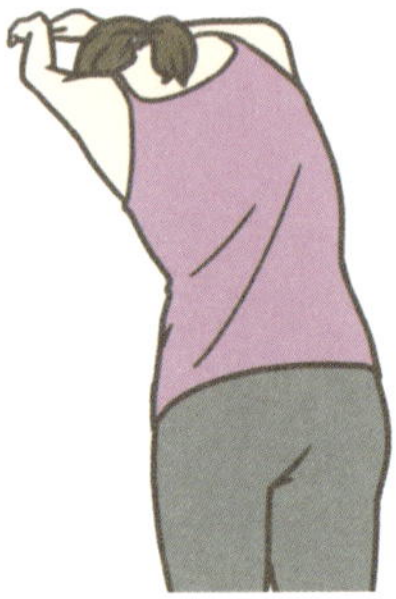

真っ直ぐに立ちます（ふらつくなら、足を広げるか、座ってもかまいません）。

右手首を真上でつかみ、息を吐きながら左斜め前に倒します。

左手でしっかり引っ張ります。反対側も同じようにおこないます。

妊婦さんは立っておこなうと危ないので、必ず座っておこないましょう。

首凝り　背中の痛み　腰痛

⑰背中のストレッチ3

〈上級者向け〉

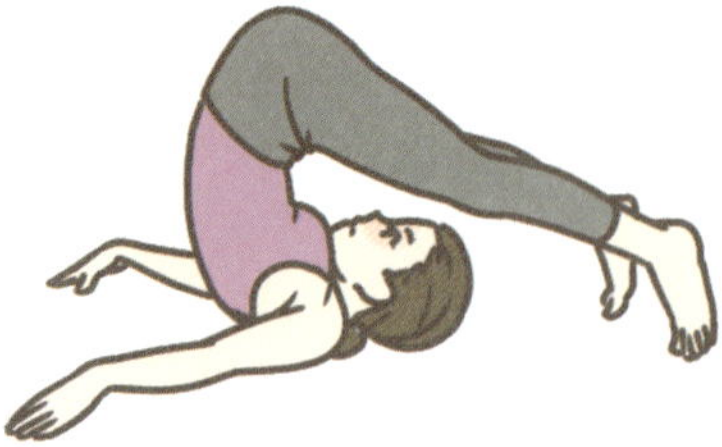

①首と腰を伸ばします。仰向きに寝転がり、息を吐きながら、足を頭の上にまで下ろします。首が痛くなったら中止してください。腰に手を当ててもいいでしょう。首や腰が痛いときはやらないでください。また妊婦さんもやらないでください。

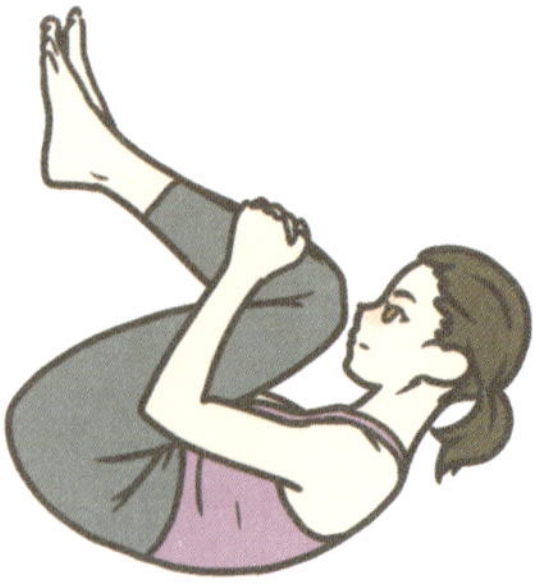

②上のポーズがきつい人はこのようなポーズをやってみましょう。妊婦さんはこのポーズもやらないでください。

背中の痛み　腰痛　肩凝り

⑱脇腹のストレッチ

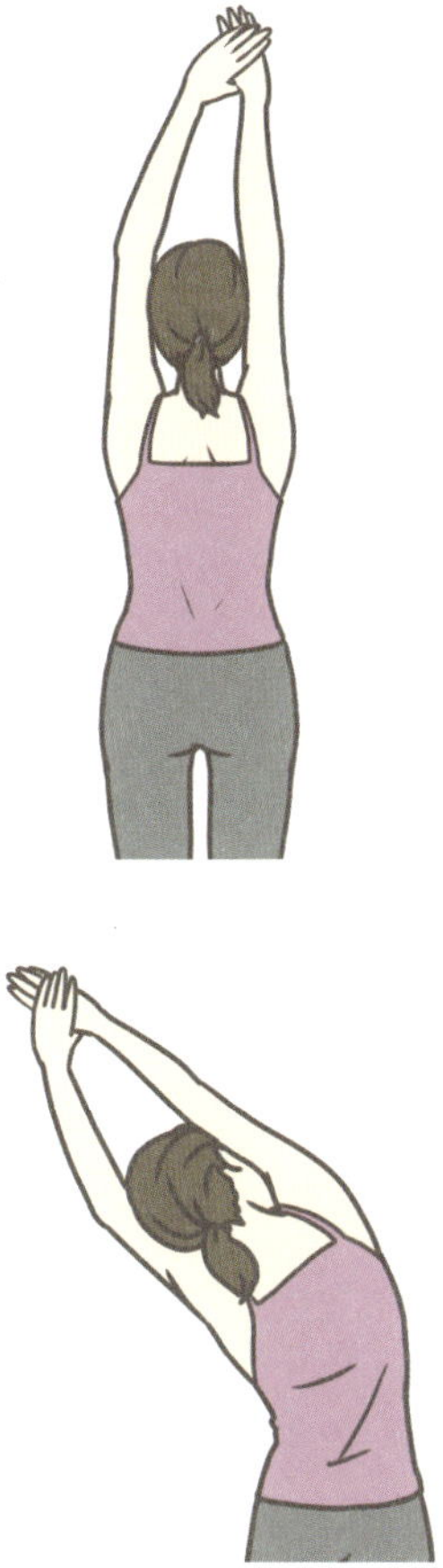

真っ直ぐに立ちます（ふらつくなら、足を広げるか、座ってもかまいません）。息を吸いながら、左手で右手首を上に引っ張り上げ、息を吐きながら左に倒していきます。呼吸が浅くなるようなら倒しすぎです。反対側も同じようにします。

妊婦さんは立っておこなうと危ないので、必ず座っておこないましょう。

腰痛　肩凝り

⑲寝たまま腰ねじり

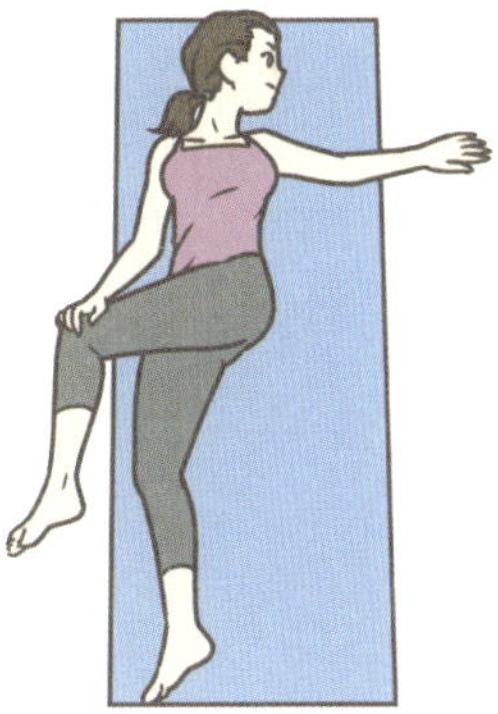

①仰向けで左手を真横に置き、左膝を立ててその膝を右手でつかみ、右側に倒します。顔は左手のほうを向いて、20秒キープします。反対も同様に。

これは、腰痛対策のほか、大胸筋も伸びるので肩凝りにも効果的です。また、ウエストを細くする効果も期待できます。

妊婦さんはこのポーズはおこなわず、下のポーズにしましょう。

⑳ももの外側のストレッチ

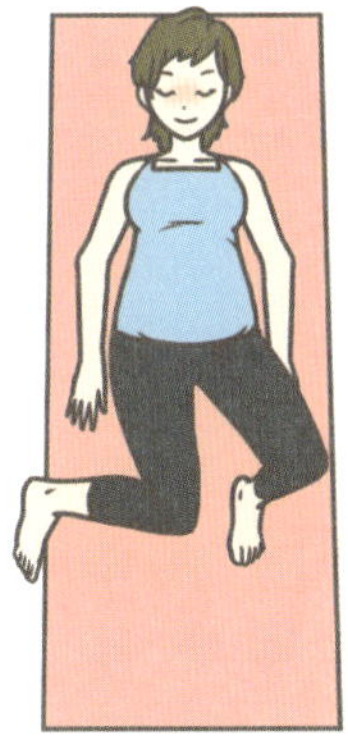

②膝を立てて、脚は肩幅に開きます。吐きながら片方の脚を内側に倒し、吸って戻します。反対も同様に。

㉑腰方形筋のマッサージ

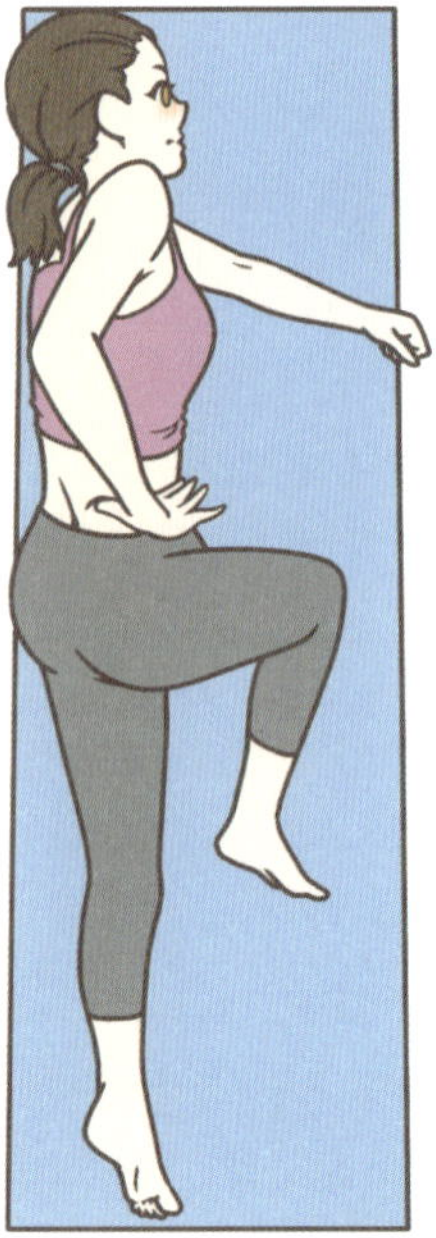

横向きに寝て、上の足を曲げます。親指で腰方形筋のいちばん硬くて張っているところを探り、イタ気持ちいい強さで親指を入れていきます。大きく深呼吸をして、緩むのを待ちます。腰痛に効果的です。

㉒簡単な道具を使ったマッサージ

マッサージは、手だけではなく、身近にあるいろいろなものを使うと効果的な場合があります。

例えば、テニスボールなどを壁と背中の間に入れて、痛い筋肉をほぐすのも気持ちいいものです。プチマッサージとも言える原始的な方法ですが、肩凝りやお尻の凝りなどにも効きます。ただし、妊婦さんはボールを使用してのマッサージは刺激が強いのでNGです。

疲れたあなたに心がけてほしい生活習慣

バランスのとれた食生活を

あらゆる生活習慣のなかで、最も大切なのは食習慣でしょう。なぜなら、私たちの身体の大部分は、食べたものからできているからです。ですから栄養バランスのとれた食事を、規則正しくいただくこと。これをおろそかにすると、心身の健康に響いてきます。

まず、朝食をきちんととること。一日のはじめに、いただける食べものに感謝しながら、よく噛んで食べることで、心にも身体にもエネルギーチャージができるでしょう。

主食はご飯、パン、麺など。主菜はタンパク源となる大豆、肉、魚など。副菜は野菜、海藻、キノコなど。そこに野菜や根菜がたっぷりの具だくさんのお味噌汁を添えるといいでしょう。乳酸菌の入ったキムチやヨーグルトなども採り入れてほしいところです。

肉、魚、豆、卵などは、筋肉だけではなく、髪や爪、免疫細胞も作るもとになります。ですからこれらのタンパク源をしっかり摂取して、病気に負けない元気な身体を作りましょう。特に青魚には身体に良いと言われるオメガ3（α-リノレン酸）が含まれています。

脂質や糖質はカロリーが高いので避ける人が多いのですが、適切な量は必要です。ご飯を抜くと便秘になったり頭が働かなくなったりします。

三大栄養素の一つである脂質は、神経にも重要な役割を果たします。クルミなどのナッツ類や、シソ油、アマニ油、エゴマ油、イワシ油など、オメガ3系（必須脂肪酸）が豊富な油を意識して摂ってください。前述したように、私は以前、酸化した油で体調を壊しました。今、我が家の揚げ物はそのつど新しい少量のオリーブ油を使うようにしています。

セロトニンを増やす食べ物や、活性酸素の働きを抑える「抗酸化成分」が含まれる食べ物などは、積極的に摂りましょう。ビタミンCやビタミンE、ポリフェノール、カテキン、フラボノイド、セサミノール、アスタキサンチンなども充分に摂るために、果物、野菜、ごま、魚、チーズや牛乳なども種類多く食べるといいでしょう。

身体に良いとされる食べ物は他にもいろいろありますが、良いからといって特定の限られた食べ物だけを摂るのは避けます。一日30品目を目標にするといいでしょう。

また、「何を食べるかよりも、どういただくかが大切だ」ということを、付章で木村悠方子さんがおっしゃっているので、食生活については、ぜひそちらをご一読ください。

●姿勢に気をつける

日常生活で気をつけてほしいのは姿勢です。同じ姿勢をずっと続けていると、どうしても筋肉が硬くなってしまい、凝りのもととなるからです。

悪い姿勢は、首や肩に大きな負担をかけます。特に首が前傾した姿勢にならないように注意してください。

一日に何時間も座ってパソコンに向かっているようなデスクワークでは、猫背になりがちです。定期的に立ち上がって身体を伸ばすなどして、筋肉をほぐしてください。

●少しでも運動する習慣を

適度な運動は、身体の凝りをほぐすだけでなく、精神にもいい効果を及ぼします。特にウォーキングはお勧めです。外に出られるようであれば、お天気のいい日に出かけてみましょう。

ウォーキングに限らず、適度な運動習慣が身につけば、心身の健康のためにとても良いはずです。無理なく続けられることを、力まずに探していくのがいいでしょう。

●身体を冷やさない

身体が冷えると血行が悪くなり、肩凝りが悪化しやすくなります。

近年は「ストレスによる冷え」が増えていると言われます。ストレスによって血流が悪くなり、身体が冷えてしまうのです。

元気が出ないときや、うつ状態になっているときの体温は、たいてい低いと言われています。逆に言えば、体温を上げると、心も身体も元気になることがあるのです。

身体は冷やさないこと。特に首、肩、足を冷やしすぎないように心がけてください。

●睡眠をおろそかにしない

規則正しく、過不足のない睡眠は、健康の第一歩。睡眠不足や不規則な睡眠は、心身の両方に悪影響を及ぼします。

太古以来の「朝日とともに目覚め、陽が沈んだら眠る」という生活サイクルは理にかなっています。現代社会では、この生活サイクルを続けるのは無理がありますが、少しでもそれを目指すことが理想です。

その理由の一つは、脳で分泌される「メラトニン」というホルモンにあります。メラトニンは抗酸化作用によって細胞の新陳代謝を促すなどの作用があるため、病気予防や老化防止に効果的だと言われます。メラトニンは、体内時計に働きかけて自然な眠りを誘う作用もあるため、「睡眠ホルモン」とも呼ばれています。メラトニンが増えると体温が下がって眠りやすくなり、減ると体温が上がってスッキリと目覚めることができます。

睡眠中には、メラトニンが体内の損傷を抑える働きも期待できます。血中コレステロールを下げる効果もあります。

体内のメラトニンは光によって制御される性質があります。朝の光を浴びると減少し、14～16時間後に増え始め、夜中には量がピークになります。ですから睡眠を充分にとって、メラトニンをしっかり分泌させましょう。夜更かしや不規則な生活習慣は、メラトニンの分泌を減らす要因になります。明るい環境で夜中まで過ごしていると、メラトニンがいつまでも増えません。朝は遅くとも10時ごろまでに起きて、光を浴びましょう。

また、精神を安定させるホルモン「セロトニン」は、メラトニンの原料でもあります。夜に増えるメラトニンと逆に、セロトニンは日中に増やすことが望ましいとされています。

質の良い睡眠に入るためには、カフェインの飲み過ぎ、寝る間際の熱いお風呂やテレビ、パソコンなどを避け、リラックスして眠りに就きやすい環境や体調を整えてください。

◎日光をちゃんと浴びる

日光を浴びるとセロトニンが体内で分泌されますので、特に午前中に日光を浴びる習慣をつけましょう。一日に15分を目標にしてください。

うつになるとセロトニンが不足しがちになり、不眠のために生活サイクルが狂いがちです。日光を浴びればセロトニンが分泌されるだけでなく、脳が覚醒して、ズレてしまった体内時計もリセットされます。

私がうつの時期、早い時間に外で洗濯物を干していたときのこと、日光を浴びて、鳥の鳴き声が聞こえてきたときに、気持ちがパーッと晴れたことを鮮明におぼえています。

◎お気に入りの香りを楽しむ

セルフケアをしていないときにも、アロマは役立ちます。仕事中でも、眠りにつくときにでも、ぜひアロマセラピーを利用してください。

枕やハンカチにお気に入りのアロマオイルを数滴垂らして楽しむのもいいでしょう。マスクに垂らせばリフレッシュもできます。

水溶液を霧状にして吹き付ける「エアスプレー」を手作りするのも楽しいものです。

エアスプレーの作り方

●100mlのスプレー容器(遮光性)
●アロマオイル20～40滴
●無水エタノール　20ml
●精製水　80ml

容器に材料を入れて、よく振ります。
1～2週間ぐらいを目安に使い切ってください。

私は出張先のホテルで寝付きが悪いときには、ラベンダーなどの精油を枕に垂らします。たっぷりの天然塩に5～10滴垂らして、お風呂に入れることもあります。そうすれば、香りの効果だけでなく、発汗作用も期待できます。

●理想的な入浴法

入浴も血行を促進します。心地いいと感じるお湯にゆっくり浸かればリラックスして筋肉がほぐれるからです。暑い夏でもシャワーだけですませないほうがいいでしょう。

ただし、湯温を高くしすぎないこと。42度以上の熱いお湯に入ると交感神経の働きが高くなるので、血圧が上がり、筋肉は逆に硬くなります。少しぬるいと感じる40度ぐらいなら副交感神経が働き、リラックスし、血圧は下がり、筋肉がほぐれます。

首凝りがひどい人は、半身浴ではなく、首までしっかり浸かって筋肉を温めてください。

就寝の2時間ぐらい前には入浴をすませておくほうが、眠りに入りやすくなります。

●目や耳を「1／fゆらぎ」の世界に委ねる

ろうそくの炎をぼーっと見ているだけで、なぜかリラックスできるものですが、ろうそくの炎には「1／f（エフ分のイチ）ゆらぎ」があるからだとされています。理屈は難しいのですが、波の音や雨音など、私たちの生活の身近なところに見られる規則性と不規則性のメカニズムだそうです。

●誰かと助け合う

ご家族など、気の置けない人に協力してもらうのも手です。一緒にストレッチをする、つらいところに手を当ててもらうなどは、とても良いやり方です。

お互いに助け合うことができれば、お互いの心身の状態が良くなるはずです。

付　章

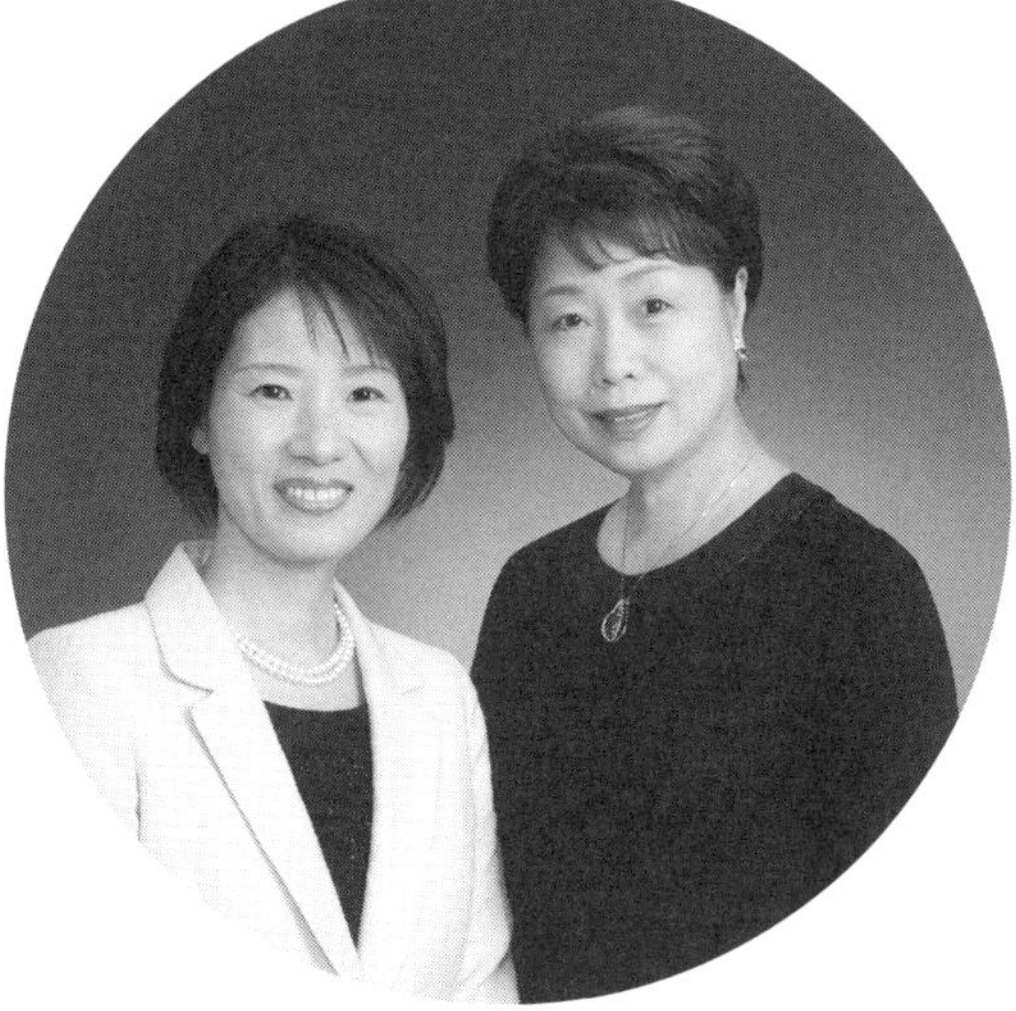

特別対談

木村悠方子《まさこ》さんと

木村悠方子（きむら・まさこ）

東京生まれ。1997年から2005年8月まで、東京・世田谷でイタリアンレストラン「ラ・ボニータ」を経営。“より健康によい食事を”との考えから、2005年9月、神奈川県川崎市にイタリア料理に薬膳を取り入れたリストランテ「いな田」をオープン。同店は2009年秋まで営業。現在は講演活動に専念し、全国各地で「食といのちの大切さ」を説いている。やわらかな語り口の中にも力強さのある講演は話題を呼び、人気を博している。著書に『育みはぐくまれ』（グラフ社）、『イタリア薬膳を召し上がれ』（小学館スクウェア）、『古くて新しい奇跡の言葉「いただきます」』（青春出版社）、『思いやりの心が育つ 母、いのちの言の歯』（高木書房）など多数。朗読CDに『かあさん』、『結言』、『きみがよものがたり』がある。

私がこの本を出版したいと思ったのは、講演家である木村悠方子さん（以下、「悠方子さん」）にお会いしたことがきっかけでした。私自身、まだまだ途上で自己肯定と自己否定の間を揺れ動いているような状態なのですが、悠方子さんの講演を聞くと、自分の心が違ってくることがわかりました。自己肯定感が長続きしたのです。

悠方子さんの言葉には私の積んできたメソッドと共鳴する部分もありますが、もっと奥の深いところもあります。そこで今回、対談をお願いしたところ、ご快諾くださいましたので、「Ｉのセルフケア」で自己暗示に関わることを中心に、お話をさせていただきました。

●自分をほめること、自分に感謝すること

眞弓　悠方子さんは、ご著書や講演で、自分をほめること、つまり自己肯定をすごく勧めていらっしゃいますよね。自分をほめることによって、どんな効果を生むとお考えになっていらっしゃいますか？

木村　ほめられたら、心地悪いですか？

眞弓　心地いいですね（笑）

木村　心地いいですよね（笑）お世辞ではなくて、本当に心地いいほめられ方をしたら嬉しいですよね。嬉しいっていう感情が生まれれば、「ニコッ」てしますでしょう。

その微笑みを、脳は「幸せ」だと受け取るわけです。

眞弓 脳が幸せを感じれば、自立神経の働きで心身の状態が整いますよね。脳が幸せを感じるためには、自分自身をほめることが早道というわけですね。

木村 ほめるだけじゃなくて、感謝することも同じです。

実際にお目にかかった方の体験なんですが、医師からはもう何もできず、ただ命が終わるのを待つだけしかないという状態になったときに、「だったら今まで自分を支えてきてくれたこの身体にお礼を言って死にたい」と思って、髪の毛から頭蓋骨からずっと身体に「ありがとう」を言っていったところ、全快したそうです。

逆に言えば、自己否定が強ければ、身体へのケアもできないと思います。

眞弓 自己否定というのは、例えば「どうせ私なんか」という言葉とか、できない自分が許せないとか、認められないとかいう感情でしょうか。

木村 まさにそれです。自分が認められていないという認識の上に立って考えているんじゃないでしょうか。実際には、ご両親様からいっぱい愛されていても、受け取る側が「愛されていない」と思えば、愛されていないことになっちゃいますよね。

眞弓 そう思いこんでしまうのは、どこに問題があると思われますか？

木村 誰でも赤ちゃんのときから、光り輝いている自分らしさというものを持っているんです。親はそれを否定するわけじゃなく、愛すればこそなんですが、子育てをするなかで、それを否定するかのような言動をしてしまうことがあるわけです。

例えば、「ほら、また寝坊。早く起きなさい」って言いますよね。本人にしてみたら「今起きようと思ったのに」と思うわけですが、親が「また寝坊して、あなたはいつもだめね」と言ってしまうと、「やっぱり自分はだめなんだ」って思ってしまう。そんなふうに、親が意図しないところで子どもを自己否定に追い込んでしまうことが多々あると思うんですね。そういうことが続くと、まるで光に薄い膜のようなものを一枚、また一枚とかぶせてしまうみたいになってしまう。

子どもは親の言葉だけじゃなくて、目の動き、声のトーン、いろいろなものが加味されて、何かを感じ取るわけです。「目で刺す」っていう表現がありますが、一言も発していなくても、敏感な子は「なんであああいう目をするんだろう」「私、何か悪いことした?」っていうふうに、どんどん自分を追い詰めていくわけですね。最初のきっかけの人が何も言っていないのに。

眞弓 本当に、かける言葉によって、全然……

木村 違うと思いますよ。だから、ほめられて育った子は、ほめられると心地いいから嬉しいって素直に取るけど、けなされて育った子は、ほめられると「自分はほめられる人間じゃないのに、なんでそんなこと言うの？」「無理しなくていいのに」「社交辞令ね」とか、素直には受け取れなくなるんです。言葉をかけた人の意図とまったく違う受け取りをしてしまうわけですね。

自己否定は癖になる

眞弓 私は悠方子さんにお会いしてから、自己肯定の大切さに気づかされました。それまでは、「これではだめだ」と全部否定するのが癖で、悠方子さんがほめてくださったときにも、いつも「いえいえ」と言ってしまうのですが、「『ありがとう、おかげさまで』っていうふうに言わなきゃだめよ」って教えてくださった。あれから気をつけて自己肯定をするようにしています。でも、なかなか難しいんですよね。つい、「いやいや」とか「ちょっと」って言ってしまうんです。

木村 癖なんですよ。身体の病気で「生活習慣病」ってありますよね。心の病気も、考え方の癖に起因しているところは多いと思います。「どうせ私なんか」は代表的な自己否定ですね。

眞弓 悠方子さんは講演で「寝る前の10分間で、自分をほめることを続けてみてください」っておっしゃっていましたが、自己否定が癖になってしまっている人が、寝る前に

木村 自分をほめるという生活習慣に変えるのは簡単ではないと思います。続けていれば、習慣になります。習慣になれば、それが潜在意識に入っていくので自然に自己肯定ができるわけです。「どうせ私なんか」の「どう」が出たときに、フッとやめる。口にしないだけでも違うと思います。それができなければ、自分をほめる言葉なんて浮かんできませんよ。

私だって、最初からできていたら、こういう話はいたしません。自分も同じような経験をしたからこそわかるんです。

眞弓 他にもコツがありますか？

木村 自分を見つめること。自分と向き合うことです。なんで「どうせ私なんか」っていう、否定の言葉を自分でかけなくてはならないかって、必ず原因があるんです。

眞弓 その原因は、人それぞれに違うのでしょうね。

木村 そこと向き合いたくなくて、口癖にしている人もいると思います。

私の講演にいらっしゃる方を見ていると、皆さん、頑張りすぎていらっしゃるという印象を受けるんです。頑張りすぎるのは、やっぱり、よく思われたい、認めてもらいたいから。主婦だったら、夫から「ありがとう」って言ってもらいたい。どんなに頑張っても家族に気づかれなくて、何の感謝もねぎらいもなかったら、認められているって思えないですよね。

眞弓 ひと言、「ありがとう」って言ってもらえたら違うと思いますけど、言ってもらえないなら自分で自分の身体に言おうよっていうのが私のメソッドかもしれません。

木村 私が「頑張ってこられましたね」と言うと、「いいえ、頑張ってなんかいません。普通です」って言われる。その方は、「当たり前のことをしているだけ」って、自分に言い聞かせているんです。でも、それは謙遜ではなくて自己否定なんです。

眞弓 自己否定と謙遜の違いって何でしょうか?

木村 私の考えですが、謙遜というのは、ちゃんと自分の立ち位置や在り方を自覚した上でですることだと思うんです。それがわかっていないまま「いやいや、とんでもない、私なんか」と言うほうが楽かもしれません。でも、そこから責任は生まれてこない。責任が生まれないというのは、実行しないということ。いつも自分を棚に上げて、傍観者にして、っていう方向にいってしまうんじゃないかしら。

眞弓 自己肯定の言葉は心の中で唱えるだけじゃなくて、声に出すほうがいいんですね。

木村 そうそう。声を発すると、耳が聞き、波動で細胞に伝わるわけですね。皮膚からも入ります。脳のほうではそれをリフレインしている、っていう状態になるわけですよ。だから、嬉しい感情がずっと、寝ている間も保たれる。

●ストレスを溜め込んでいるのは自分自身

眞弓 この本は身体や心がつらい方に読んでいただきたいと願っています。そういう方へのメッセージを、ひと言いただけませんか。

木村 たいへんきつい言い方ですけど、ストレスって、全部、自分で作っています。引き金は人様かもしれませんけど。人様の言動で不安になって、不安が恐怖になって、それが自分の中で増幅していって、ストレスになって……。実は、受け取り方、考え方、処し方次第なんです。

「その病気になるような生活をされてたんですよね」って言ったらきつい表現ですけども、ものの見方、受け取り方、考え方、処し方、そして食事の仕方……すべてが原因ですよ。そういうものが複合的に絡み合って、症状を引き出している。だから、そこに「気づきなさい」と知らせるために、病気というものがあるとも言えます。「自分はここが違ってたかな」と認めて、ボンと切り替えた人は、病気も良くなるわけですね。

眞弓 がんになってしまって「なんで俺だけが」と思うのも、きっと自己否定なんですね。それでは良くならない。

木村 例えば私がお客様にお茶を出すときに、不作法にドンって置いたとしますよね。「なんでそんな置き方をするの？　嫌われているのかな？　それじゃ美味しく飲めないわ」って受け取る人もいれば、何も感じない人もいる。

眞弓　何も感じないっていうのは、ある意味すごく得じゃないですか？

木村　そうよ。

眞弓　どうしたら、そうなれますか？　私はいつも小さなことでクヨクヨしてしまうんですよね。例えば、（メッセージアプリの）ＬＩＮＥで自分が誰かに送ったメッセージが既読にならなかったら、ずっと待っている人もいますよね。

木村　不安だからでしょ。つながってないと、お友達じゃなくなっちゃうかもしれない。嫌われるかもしれないって。いいじゃない、そんなんで友達じゃないっていうんだったら、「友達である必要がどこにあるの？」って思えばいい。

眞弓　そうパシッといかないというか。いつまでも引きずって、ズルズル……。

木村　それは意識を変えるしかないですよ。そして、どういう自分の心棒を持つか。

眞弓　そうですすね。意識の変え方が難しいんですよね。しょせん私が伝えられるのは、不調になったあとの筋肉のほぐし方とか、ならないためのストレッチとかなので。

木村　それなら「どうぞ不調になってください。なったら私が引き受けます」っておっしゃればいい。私がいるから心配しないで。大いに悩んで」って。それだけで変わるのよ。

眞弓　そうですね。

木村　「2：6：2の法則」ってご存じ？　10人が集まったら、2と2は大好きな人か大嫌いな人。あとの6は日和見菌と一緒。もし大嫌いな人をのけて、その8を10の割合にしたら、必ず、また2が出てくるんです。だから、全部に好かれようなんて思うこと自体が間違ってる。自分が自分を好きであったら、それがいちばん強いでしょ。私の講演にだって、2割は「何言ってんの？」って思う人はいるはずです。でも、それでいい。考え方や受け取り方が違う人に、私のものを押しつけようとは思わない。「わかってもらおう」って思うから、つらくなるの。しょせん別人格でしょう。生きてきた環境がまったく違うわけでしょう。そりゃ、嫌な気持ちにはなりますよ。でも私はそういうふうに納得しているので、引きずらない。

●食事で最も大切なのは「感謝」

眞弓　身体と心を健康にするためには、食べ物も大切ですよね。

木村　そうそう、愛さんは栄養士さんですよね。

眞弓　はい。そうなんです。悠方子さんも、かつて薬膳のイタリアンレストランを経営なさっていましたが、「食」の観点からのアドバイスはありませんか？　食材でも、

木村　食べ方でも……。例えばセロトニンの分泌材料になる食材などについて積極的に摂るなどということについて、どうお考えですか？

眞弓　食材や作り方などは、テクニックにすぎませんよね。いちばん大切なことは、感謝だと思います。人間は何も作り出してない。作り出してないものを私たちはいただいているわけですから、食材を生んでくれた自然すべてに感謝しないと。他の生物の命をもらわなければ生きていけないことを感謝しないのは傲慢です。例えば鰻なら鰻の命をもらわなければ頂けないわけですが、それを捌《さば》く調理人とか、いろいろな人が関わってくださっての「食」ですから、すべてに感謝しないと。私は「いただきます」という言葉は、とても大切だと思っています。そこには、感謝の気持ちが入りますから。

木村　「いただきます」「ありがとうございます」が大事なんですね。コンビニ弁当や冷凍食品でも同じでしょうか？

眞弓　それはそうです。だって、それも、たくさんの方が知恵を出して機械を開発し、いろいろな分野で力を出してくださって、今があるんです。私、感謝って、いろいろなことを解決してくれる、大きな要因だと思います。

木村　薬膳のレストランをなさっていた観点から、例えば免疫力を上げる食べものでお勧めはありますか？

木村　免疫力は食べものだけでは上がらないんですね。免疫力を上げる大元は腸ですから、排便、排尿、デトックスができるものを摂らないと。身体を温めるんだったら、手っ取り早くショウガとか、日本山人参とかでしょうが、それを食べても、心に感謝がなかったら、効果はゼロです。

いちばんいいのは手づくりですね。お母さんの気がいっぱい出ているから。お母さんが家族を思いながら作るものは、やっぱりそれなりのおいしい料理ですし、気持ちもこもっているから、いただいた者は元気もいただく。

それから、いくら忙しくても自分の身体が「欲しい」っていうものを感じ取らないと、健康は保てません。自分の身体の声を聞くことも、すごく大事だと思います。

そういうものがなくなったら、食事じゃなくて、栄養補給だけが目的の「餌」です。

●サロンの活用は自分を思いやること

木村　私が音楽とアロマを使った愛さんの施術を初めて受けたとき、入り方からすごく心地よかったんです。最初に優しい言葉で安心感を持たせる説明があり、声のトーンもとても穏やかなので、とてもリラックスして受けられました。いい香りをかぎながらだったこともあって、本当に心地よかった。特に指先の、指圧で言えばツボをきちっと押さえているっていう感じの力の入れ具合が絶妙でした。

眞弓 ありがとうございます。

木村 心地いいっていうことは、そこから信頼が生まれてきます。そうすると全部委ねられますからね。あまりの心地よさに、ふーっと意識が遠のくんです。

ただリラックスするだけではなくて、それにプラスした何かの視点があることを感じました。絶妙な手や指の運び……、それにともなって血流が良くなるので、いろいろなことが総合的に整えられて、必然的にバランスも取れてきて、良い状態になっていく……。いろいろな症状を持った方が快方に向かうとか、「気がついたら症状がなくなってた」と言うのはわかります。愛さんの施術では、言葉ではなくて、指先を通じて愛さんから出る波動で癒やされていると思いますね。

眞弓 凝っている場所は人によって違うので、指先で探っていくんです。

木村 不調を自覚していないところが愛さんの手や指で押されると「そうそう、私、本当はそこがつらかったのよね」っていう感じで、自覚させてもらえる。そのうえで、それが取れていくことがわかりましたね。自分で自分の身体のことを全然思いやってなかったな、って反省させられます。だから施術してもらいながら、自分の肉体、細胞そのものに「ごめんね、今まで何にも気がつかなくて。でも、今こうしてやってもらってるからね、よかったね」と心の中で声がけするんです。そうなると、もっと気持ちよくなるんです。心が穏やかになって、脳が幸せを認識する感じです。体調が回復できると細胞も喜ぶんですよね。医学的なメカニズムは、ご専門の方でないとわからないかもしれませんけど、まったく専門外の人間でも感覚的なものは感じますね。だから身体も軽くなるし……。あと、利尿作用はすぐに出ますね。ということは、体液や体液の循環も良くなって、デトックスできているわけですよね。

眞弓 やはりリラックスと、凝りをほぐしていくことは大切なんです。

木村 施術してもらうだけで、心もゆったりできて、身体もゆったりできて。「ああ、自分にこういうプレゼントしてもいいのね」って肯定できたら違うと思うんですね。皆さん、ボロボロになるまで自分を使い切らずに、「いいんだよ」「自分を大事にして、こうやって人様のお力をお借りしてもいいのよ」って思うことも大事。身体の細胞全部が喜ぶようなことをしてもらっていいんですよね。

眞弓 本日はありがとうございました。これからも、自己肯定の大切さを伝えていきたいと思います。

木村 期待しています。

おわりに

心身の不調を抱えながら本書を最後まで読んでくださった方には、心からお礼を申し上げます。心の不調も、見えない身体の不調も、周囲の人にはわかりづらいだけに、本当につらいものだということを私はよく理解しています。どうか自分をいたわり、少しでもいい人生を送ってください。大切なのは、自分自身を愛すること、もっと好きになること。それこそが、心身の不調を癒やす大きなヒントだということを知ってください。

なによりも、ストレスになっている原因を取り除くようにしてください。仕事の人間関係など、職場を辞める以外に逃げようのない状況でも、できることはあるかもしれません。

本書は「ちょっとした心身の不調」に悩んでいる方のためのハウツーです。

もし〔Iのセルフケア〕を3か月以上続けても効果が出なければ、医療機関を受診するほうがいいでしょう。場合によっては、マッサージやストレッチは避けたほうがいいとアドバイスされるかもしれません。

それでも、音楽を聴くこと、深呼吸、自己暗示は、治療と並行してやってみてください。

人との出会いやつながりで、人生は好転することがあります。

私がストレスに押しつぶされそうになったときに、スーッと私の心に入り込んで無償の愛をくれた助産師の井上裕子さんと近藤ゆかりさん。お二人から木村悠方子さんを紹介されたのがきっかけで、本書を出版することができました。また、三重県四日市市の医療法人安仁会水沢病院の名誉院長・中川信哉先生、顧問・服部尚史先生には精神科医のお立場から本書の内容を細部にわたってご確認頂きありがとうございます。この場を借りてお礼申し上げます。

首・肩・背中のストレッチの方法については、医療法人蜂友会はちや整形外科病院の理学療法士・佐藤吉紀さんと須田祐樹さんに丁寧に監修していただきました。また、本書をご推薦頂いた池川クリニック院長・池川明先生に心からお礼申し上げます。

あなたが今、暗い雲の中にいたとしても、雲を抜ければ太陽が輝いています。いつまでも苦しみは続きません。いつか晴れる日が来ると信じて希望を持ってください。私自身、20年前にあれほど悩んだ身体の不調が、今の仕事に役立っています。あのときがあったからこそ、今の私があります。皆様の人生が幸せであることを、心から願っています。

２０１９年2月

眞弓　愛

本書特典CDについて

特典CD中の楽曲は、人の心と身体に働きかけるという特定の周波数の中から、最も基本となる癒やしの周波数528Hzに合わせてチューニングされています。1／fゆらぎを含んだ波の音から始まり、ハープとピアノが波間をゆれるように重なっていきます。その向こう側にうっすらと聞こえる「ワー」という音が528Hzの音です。528Hzは特殊なチューニングですので、それに合わせてピアノやハープなどの楽器をチューニングしています。癒やしと眠りへと聴く人を導きます。

ストレス・心《こころ》の悩《なや》みがスーッと軽《かる》くなるセルフケア

2019年 3月28日　初版第1刷

著　　者——眞弓《まゆみ》　愛《あい》
発 行 者——坂本桂一
発 行 所——現代書林
〒162-0053　東京都新宿区原町3-61　桂ビル
TEL／代表　03(3205)8384
振替00140-7-42905
http://www.gendaishorin.co.jp/

ブックデザイン＋DTP——ベルソグラフィック
本文イラスト——株式会社ウエイド
カバーイラスト——PIXTA
帯写真——武田裕介（中央公論新社写真部）

印刷・製本　㈱シナノパブリッシングプレス
乱丁・落丁本はお取り替えいたします。

定価はカバーに
表示してあります。

ISBN978-4-7745-1747-6 C0047